急救知识全知道

急诊科主治医师

孙宝彬——主编

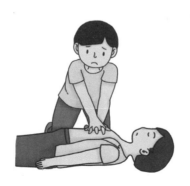

广西科学技术出版社

图书在版编目（CIP）数据

急救知识全知道 / 孙宝彬主编 .-- 南宁：广西科
学技术出版社，2024.8. --ISBN 978-7-5551-2167-1

Ⅰ . R459.7

中国国家版本馆 CIP 数据核字 2024AD1160 号

JIJIU ZHISHI QUAN ZHIDAO

急救知识全知道

孙宝彬　　主编

策　　划：子语文化		特约编辑：董新兴	
责任编辑：李敏智		责任校对：夏晓雯	
助理编辑：陆江南		责任印制：韦文印	
装帧设计：末末美书			

出　版　人：岑　刚　　　　　　　　　出版发行：广西科学技术出版社

社　　　址：广西南宁市青秀区东葛路 66 号　　邮政编码：530023

网　　　址：http://www.gxkjs.com

印　　　刷：三河市华润印刷有限公司

地　　　址：河北省三河市杨庄镇杨庄村　　　　邮政编码：065299

开　　　本：710 毫米 ×1000 毫米　1/16

字　　　数：175 千字　　　　　　　　　　　印　　张：12

版　　　次：2024 年 8 月第 1 版　　　　　　印　　次：2024 年 8 月第 1 次印刷

书　　　号：ISBN 978-7-5551-2167-1

定　　　价：59.00 元

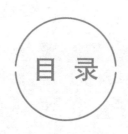

目 录

第一章　学习急救基本知识

第二章　常用急救操作指南

第三章　常见急症的急救方法

第四章　意外伤害的急救方法

第五章　特殊人群的急救方法

附　录　应急避险小知识

第一章

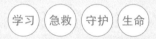

学习 急救 守护 生命

学习急救基本知识

　　本章着重介绍急救的基本知识，包括现代急救的概念、急救处理中的基本原则、急救的常见误区等。只有树立起基本的、正确的急救意识，才能在情况紧急时采取恰当措施，挽救患者的生命。

守护家人，学做第一抢救者

生活中，无论是在家里、学校、商场还是工作场所，意外都可能不期而至。那些看似遥远的隐患，实则潜伏在我们日常生活的每个角落。我们无法预知意外的发生，但我们可以提前学习急救知识，做好准备，确保在关键时刻能够迅速应对，守护自己和他人的安全。

家人可能面临的安全隐患

- 急症发作
- 家用电器着火
- 煤气或燃气泄漏
- 食物、药物、酒精（乙醇）中毒

- 触电
- 溺水
- 切割伤
- 异物入体

- 骨折、软组织损伤
- 私家车事故
- 被困电梯
- 地震、台风等自然灾害

黄金4分钟，你必须比"120"更快！

即使患者出现心脏停搏突然倒地，也还有把他从"鬼门关"拉回来的办法，那就是进行心肺复苏。心肺复苏是在全世界广泛使用的急救术，但进行心肺复苏的黄金时间只有短短4分钟！心脏停搏4～6分钟之后，大脑就会发生不可逆的死亡。因此，作为第一抢救者，你必须比"120"更快！

据统计，有1/4～1/3的急症发作患者在被送到医院前因接受了第一抢救者的心肺复苏而保住了生命。

现代急救的理念和原则

过去，人们将抢救急症、意外伤害患者的希望完全寄托于医护人员。这种传统观念往往使患者丧失了最佳抢救时间。现代急救医学则主张立足现场，在现有的条件下，对患者实施有效、紧急的救护，以减轻伤残或挽救生命。

现代急救的理念

1.急救现场化。对生命受到威胁的患者来说，现场急救至关重要。它往往可以挽救生命、减轻痛苦、减少后遗症的发生，为医院的后续救治争取时间、创造条件。

2.急救信息化。在对患者进行现场急救之前，应尽快拨打 120 急救电话，并确保与急救中心的信息联络通畅。

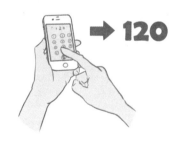

3.急救普及化。急救不仅是一种高尚的行为，更是一门科学。只有学习和掌握了相应的急救知识和技能，才能达到救死扶伤的目的。

现代急救的原则

对突发事件进行现场救护时，需要遵循以下原则。

1.保持镇定，冷静地判断事故发生现场的各种状况，做出相应的紧急处理。比如，遇到大动脉出血的创伤，要先压迫止血；遇到煤气中毒的患者，要让他快速脱离当时的环境；等等。

2.迅速判断患者的状况，分清轻重缓急，以"先救命，后治伤"为原则，果断实施救护。

3.第一时间拨打120急救电话。如果遇到需要公安处理或救助的紧急情况，要拨打110。要充分利用事发现场所能支配的人力、物力协助救护。

4.在可能的情况下，边治伤或急救边进行心理安抚，尽量减轻患者的痛苦。

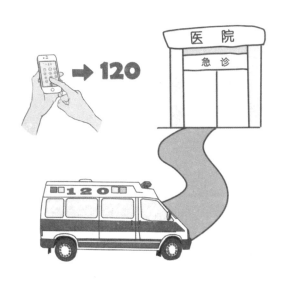

急救的八大注意事项

1.心肺复苏，做不好也比不做强。遇到心脏停搏的患者，有些人因担心自己没有经验，或顾忌压断肋骨，而不敢做胸外心脏按压。此时，只需记住"不按压肯定死，按压就有可能活"这句话，切勿放弃对生命的抢救。最好能用正确、规范的方法操作，但是做不好也比不做强。

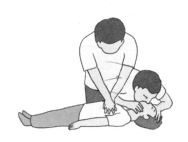

2.抢救溺水者不要倒水（控水）。有些人可能从电视里看过对溺水者进行倒水的画面，但在现实急救中，倒水完全是多余的操作：一方面推迟了进行心肺复苏的时间，另一方面可能造成胃内容物反流，甚至误吸。正确操作是，应立即清除其口、鼻腔内的水、污泥及杂草等，保持患者呼吸道畅通，判断患者的意识，如无心跳、呼吸要立刻进行胸外按压和人工呼吸。

3.硝酸甘油不可滥用。硝酸甘油是缓解心绞痛的首选药物，但不可滥用。当发生胸痛时，收缩压（高压）低于90毫米汞柱（1毫米汞柱≈0.133千帕），则不能服用硝酸甘油，以免使血压进一步下降，加重心肌缺血。急性心肌梗死往往伴有低血压，甚至休克，此类情况含服硝酸甘油是有危险的。

4.发生急性腹痛，确诊前勿擅自使用止痛药。急性腹痛可提示很多身体脏器的问题，不排除是某些大病的征兆，在医生确诊之前，切勿乱服止痛药，以免掩盖真实病情，造成误诊、漏诊，延误抢救甚至危及生命。

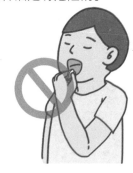

5.被猫、狗咬伤后，不要心存侥幸。被猫、狗咬伤后，虽然发生狂犬病的概率很低，但切勿存在侥幸心理。要及时到医院进行处理，按要求注射疫苗。

6.被毒蛇咬伤，不要用手挤压伤口。因为若挤压手法不当，反而会促进毒素的扩散。更不能用嘴吸，因为能吸出的量很少，而且这样做可能会加重损伤，甚至造成抢救者自己中毒。

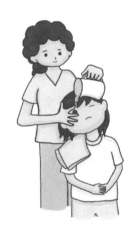

7.这些"第一反应"不能做。有人跌倒后，不要贸然将其扶起，应检查确认后，采用相应的方法处理。气道被异物卡住时，千万不要让患者直立拍背，以免异物进一步下沉。鼻出血时不要向后仰头，以免血液误入气道或食管。眼内进异物时，可以用清水冲洗，但不能用手揉眼。扭伤或挫伤发生后24小时内应冷敷，切不可热敷、按摩。内脏脱出时不能还纳，以免增加感染的机会。切勿给昏迷患者喂药、喂水，以防窒息。

8.这些"土方法"不能用。烧、烫伤发生时应先用冷水持续冲洗，然后送往医院，切忌涂抹牙膏、黄酱、酱油、草木灰等，以免创面感染，增加救治难度。鱼刺卡喉咙时，切不可吞咽馒头、米饭等食物，以防将鱼刺推到更深处或划伤食管及血管，引起感染或大出血，也不可喝醋，因为喝醋无法起到软化鱼刺的作用。不可给煤气中毒的患者灌醋或酸菜汤，因为这样不但不能解毒，还有可能发生窒息。

现场急救的四大步骤

遇到突发情况，要首先回忆以下 A、B、C、D 四大步骤，并严格按照顺序一步步展开现场急救，切忌手忙脚乱，盲目施救。

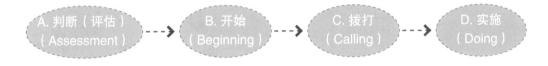

A. 判断（评估）（Assessment） ➝ B. 开始（Beginning） ➝ C. 拨打（Calling） ➝ D. 实施（Doing）

A 判断现场环境是否安全

确认现场环境安全

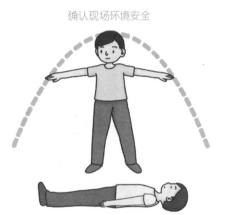

救援人员应首先观察、了解整个现场的环境情况。第一，现场情况往往能够提示事故的性质、造成的伤亡程度。第二，观察现场情况能够避免即将继续发生的危险及可能造成的损伤。救援人员需注意自我保护，科学施救。

B 开始检查患者的知觉反应、呼吸情况

先生，你怎么啦？

用手轻轻拍打患者双肩，同时凑近患者耳边大声询问："先生（女士），你怎么了？"如果患者能慢慢地醒过来，说明没有大碍；如果患者完全没有反应，说明已经丧失意识，用 5 ~ 10 秒观察患者的胸部、腹部有无起伏，判断其有无呼吸。

C 立即拨打 120 急救电话

如果患者意识丧失、呼吸停止或者呈喘息样呼吸，应立即拨打 120 急救电话。溺水、创伤、药物中毒及 8 岁以下儿童属于特别紧急情况，应立即进行徒手心肺复苏 2 分钟。

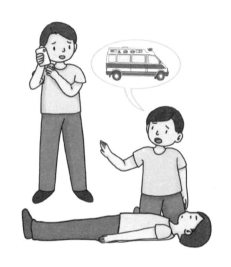

D 急救的基本方法

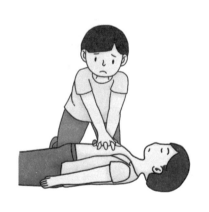

急救的基本方法包括海姆立克急救法和心肺复苏术等。海姆立克急救法是美国人海姆立克于 1974 年发明的，用于治疗异物误入气管造成的窒息，及时阻止窒息、昏迷、心脏骤停等危险的发生。心肺复苏术主要是通过人工胸外按压、开通气道、人工呼吸，以及应用辅助设备、特殊技术等建立更为有效的通气和血液循环，让呼吸和心跳停止的患者恢复呼吸和心跳的抢救措施。在进行心肺复苏时，需要多找几个人交替进行。如果经过急救，患者情况得到缓解，则需要将其摆放成恢复体位，即稳定侧卧位，继续观察其伤病情况，同时等待专业医疗人员前来救护。如果经急救后患者仍未恢复呼吸和心跳，则继续进行胸外心脏按压直至医务人员到达。

判断患者的意识、气道、呼吸、循环体征

1. 意识：首先判断患者的意识是否清醒。

轻拍患者双肩，大声询问："喂，先生（女士），你怎么了？"同时观察患者是否睁眼、发出声音或有肢体运动。如果患者一直没有任何反应，就表示他（她）已经丧失意识，陷入昏迷。

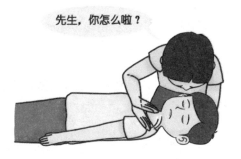

先生，你怎么啦？

2. 气道：接着需要检查患者的气道是否畅通。

患者说话断断续续，或者呼吸声异常，说明患者气道部分梗阻；患者有意识，但不能说话、不能咳嗽，那么很有可能是气道完全梗阻，应立即检查气道；患者能够正常回答问题，无异常呼吸声，说明其意识清醒、呼吸畅通。

3. 呼吸：下一步观察患者的呼吸。

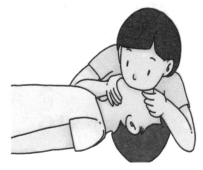

正常人每分钟呼吸 12 ～ 20 次，呼吸平稳，节奏一致。危重患者的呼吸则呈现各种异常，如变快、变慢、变浅、不规则等。如果患者呼吸停止，须立即对其进行人工呼吸（先开放气道）。

4. 循环体征：最后要对患者的循环体征进行检查，也就是判断患者是否有脉搏和心跳，以及检查患者出血状况。

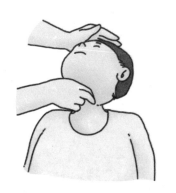

检查方法包括触摸颈动脉搏动，观察面色改变、是否咳嗽和有肢体运动。

正确拨打 120 急救电话

120 为我国统一急救电话号码。若家人突发急症或受到意外伤害，要立即拨打该电话，以获得急救中心或附近医疗机构的帮助。

拨打 120 急救电话的一般流程

1. 接通急救电话后，要说明以下情况：患者的姓名、性别、年龄；患者的简要病情，受伤、发病时间，当前主要症状；已经采取了哪些现场急救措施，救治效果如何。

2. 约定好等候、接应救护车的确切地点。

3. 回答 120 接线员要了解的其他相关问题后，保持手机畅通，及时前往约定好的地点接应救护车。

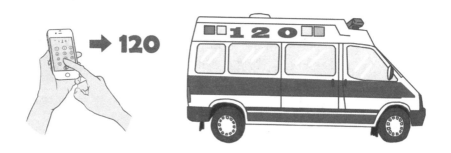

第二章

学习 急救 守护 生命

常用急救
操作指南

　　了解一些急救的常识，掌握基本的急救技术，在遭遇突发事件时，可为自己和他人的生命健康与安全增添一份保障。本章将介绍常用的急救技术，比如如何使用体温计、如何测量脉搏、如何进行人工呼吸、如何进行基本的伤口包扎等。

常用急救技术

急救技术是旁观者能够使用的、不需要或很少需要医疗设备的、对急危重症患者采取的急救措施。下面介绍几种常用的急救技术。

测量血压

血压反映了心脏对全身血管供血的情况，对于高血压病患者和休克患者来说，血压是直接说明病情轻重程度的重要指标。

测量血压的方法

1.血压的正常值。正常成人的收缩压为 12.0 ～ 18.7 千帕（90 ～ 140 毫米汞柱），舒张压为 8 ～ 12 千帕（60 ～ 90 毫米汞柱）。

2.测量血压的方法（以市场上常见的家用电子血压计为例）。测量处一般选上臂肱动脉。测量前先安静休息 5 分钟，然后坐于桌旁，伸出右上肢，将测量血压用的袖带绑在右上臂，注意袖带的下缘在肘窝上 2 厘米左右，松紧度以能够放入一指为准。按下开始键开始测量，待袖带充气、完全放气后，屏幕显示的数值即为此次测量的血压值。

测量呼吸次数

呼吸是机体与外界环境之间气体交换的过程。人体通过吸进氧气、呼出二氧化碳来维持正常的生理功能和生命活动。

测量呼吸次数的方法

1.了解呼吸。正常人的呼吸次数与脉搏次数的比例是1：4。一般来说，成年人每分钟呼吸 12 ~ 20 次，小儿每分钟呼吸可达 30 次左右。一次呼吸动作的完成包括吸气和呼气，一般用直接观察胸部的起伏来观察呼吸动作。测量呼吸频率时需要测足 1 分钟。

2.测量呼吸次数的方法。（1）测量呼吸时，不仅要数每分钟呼吸的次数，还要观察呼吸快慢是否一致、深浅是否均匀。（2） 对于呼吸很微弱的危重患者，不便于观察其胸部的起伏，可以将棉絮放在其鼻孔前，观察棉絮 1 分钟内飘动的次数。

(!) 注意事项

1.呼吸增快，多发生在高热、肺部疾病或心脏病患者身上。
2.药物中毒时呼吸会减慢，如出现呼吸困难或鼾声，则是危险的信号。
3.出现双吸气、点头呼吸、鼻翼扇动等呼吸费力的现象，表明病情严重，要尽快送往医院。

测量体温

基础体温是指人体在清醒又非常平静的状态下，在不受肌肉活动、精神紧张、食物、环境温度等因素影响的状态下测量的体温。

测量体温的方法

1. 口腔测量法。将消过毒的口测体温计斜置于患者舌下，叮嘱患者闭口（切勿用牙咬），用鼻呼吸，以免嘴吸入凉气影响测量温度。5 分钟后取出体温计。

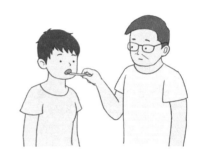

【说明】正常口腔体温为36.3 ~ 37.2℃，小儿可高 0.5℃。

2. 腋下测量法。擦干患者腋下，然后将体温计放置于腋窝中央略前的位置，嘱咐患者夹紧体温计，可用另一只手握住测量侧的手肘部以帮助固定。5 分钟后取出体温计读数。

【说明】正常体温为 36 ~ 37℃。

3. 肛门内测量法。让患者取侧卧位。用凡士林或油脂润滑体温计的水银端，慢慢将水银端插入肛门3 ~ 4.5 厘米，如果是婴儿，伸进去 2 厘米即可。5 分钟后取出读数。

【说明】肛门体温的正常范围为 36.5 ~ 37.7℃。对于 3 个月以内的婴儿来说，肛门是测量体温最准的地方。超过 38℃为发热。

酒精擦浴

一般来说，对于高热患者，在服用退热药的同时，还可以辅以冰袋降温、冷湿敷、酒精擦浴等物理降温方法。

酒精擦浴的方法

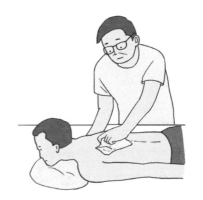

1.用一块小纱布蘸酒精，置于擦浴的部位，先用手指拖擦，然后用掌部做离心式环状滚动，在促进血液循环的同时，借酒精的挥发作用带走体表的热量使体温降低。

2.通常是先从患者的颈部开始，自上而下地沿着上臂外侧擦至手背，然后经过腋窝沿上臂内侧擦至手心。上肢擦完后，自颈部向下擦拭后背。擦浴的同时用另一只手轻轻按摩拍打患者后背，以促进血液循环。

3.擦拭患者下肢时，可以从髋部开始，方法与擦拭上肢相同。每个部位擦拭 3 分钟左右。

ⓘ 注意事项

擦浴过程中如发现患者出现寒战、脸色苍白等异常情况，应停止擦浴，盖好衣被保温，并及时请医生诊治。

冷敷

冷敷适用于早期扭伤患者、高热患者、扁桃体摘除术后的患者、鼻出血者、早期局部组织损伤患者、中暑者、牙痛者及脑外伤患者。

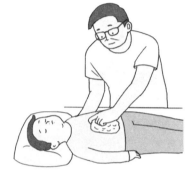

冷敷的方法

1.冰袋冷敷法。在橡皮袋或塑料袋内装入半袋碎冰，扎紧袋口，然后将冰袋敷于患者受伤处。注意，严禁将冰袋放在枕后部或阴囊处，以免造成冻伤。

2.冷湿敷法。将毛巾或纱布浸于冷水或冰水中，取出拧至半干，敷于受伤处。每3～5分钟更换1次。

ⓘ 注意事项

1.如果患处皮肤感到不适或疼痛，应立即停止冷敷。

2.冷敷的时间一般以20分钟为宜。老、幼、衰、弱患者，不宜做全身冷敷。

3.一般冷敷不要在肢体末端进行，以免引起循环障碍，导致组织缺血、缺氧。

热敷

热敷可以促进局部组织血液循环，有消炎和减轻疼痛的作用。

热敷的方法

1.干热敷法。将 60 ~ 70℃的热水灌入热水袋至其 2/3 处，拧紧盖子，用毛巾将热水袋包裹好，放在患者需要热敷的部位。为小儿、老年人或瘫痪、水肿、循环不良、昏迷的患者进行干热敷时，水温以 50℃左右为宜。

2.湿热敷法。先在需要热敷的局部皮肤上盖一层薄布，然后将小毛巾折成小方块放在热水中浸湿，拧干后敷在患处，上面再加盖干毛巾以保持热度。敷布温度以患者不觉得烫为宜，3 ~ 5 分钟更换 1 次，敷 20 ~ 30 分钟。

3.水杯蒸汽熏敷。这种热敷法适用于缓解眼鼻部疖肿。具体方法：在一个大口径的水杯中灌入半杯开水，将眼或鼻对准杯口，距离为5 ~ 10 厘米，以耐受为度，

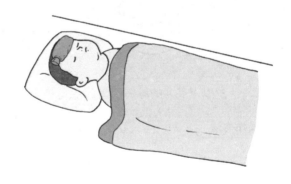

然后用大毛巾将整个头部与水杯一起蒙住，熏蒸 20 分钟。

测量脉搏

在对患者的状况进行初步判断以及进行心肺复苏的过程中，都需要检查脉搏。

（一）成人及儿童的脉搏测量

操作方法

用食指、中指轻轻置于患者的颈中部（甲状软骨）和胸锁乳突肌之间的凹陷处——此处为颈动脉的位置。操作时，在患者的左右两侧颈动脉处分别触摸5秒，确定有无搏动。

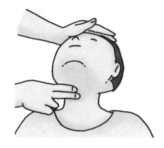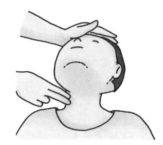

（二）1岁以下婴儿的脉搏测量

操作方法

股动脉位于大腿内侧，腹股沟韧带下方。肱动脉位于上臂内侧中央、肘和肩关节之间。检查时让婴儿平躺，用两指尖检查婴儿的脉搏。

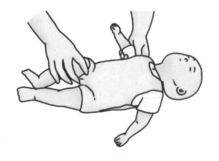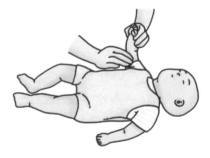

摆放稳定侧卧位

对于仍有心跳和呼吸并频繁呕吐的患者，为了保持其气道通畅，并防止呕吐物呛入肺部造成窒息，应该立即将其摆放成稳定侧卧位。

操作方法

1. 将平躺的患者一侧上肢抬起，放在头的一侧，手肘呈直角弯曲。

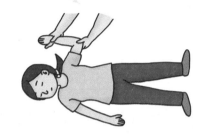

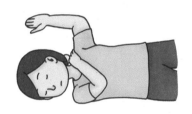

2. 将另一手掌搭放在对侧肩上。

3. 将搭肩一侧手臂的同侧下肢弯曲。

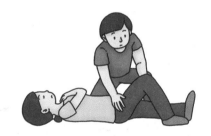

4. 抢救者分别将两手放在患者的肩部和膝关节处。

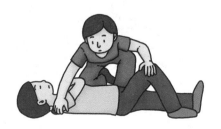

5. 稍用力将患者水平翻转成侧卧位。此时患者的手掌在脸侧，气道通畅。

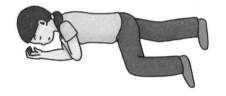

⚠ **注意事项**

1. 切勿将患者头部垫高，否则不利于液体自口腔流出。

2. 侧卧位应能保持稳定，避免胸部受压而妨碍呼吸。

4. 对伴有躁动不安或抽搐的患者，应防止其坠床，必要时使用约束带，防止其摔伤。

开放气道

为什么会发生气道阻塞

当患者的意识丧失，尤其是心脏停搏后，全身肌张力就会迅速下降，包括咽部与舌肌的肌张力下降，导致舌根往后坠落，很有可能阻塞气道，严重者甚至会发生窒息。

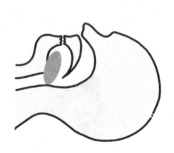
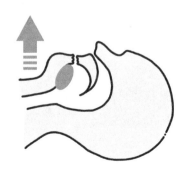

畅通气道

（ 操作方法 ）

1.压额抬颌。抢救者将一只手放置在患者的前额并稍用力向下压，另一只手的食指、中指并拢置于患者下颌部，将下颌向上提起。成人头部后仰的程度，以下颌角与耳垂之间的连线与患者仰卧的平面垂直为宜。儿童的后仰角度宜为 60°，婴儿的后仰角度宜为 30°。

2.双手托颌法。抢救者跪在患者头部顶侧，双手手指放在患者下颌角，拇指放在患者下颌骨上，四指在下托住下颌角处，然后稍用力向上托并向前推，抬起患者的下颌。

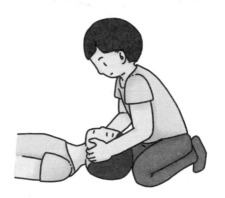

清除异物

（ 操作方法 ）

检查患者的口腔及气道。如果看到明显的异物，如呕吐物、脱落的牙齿等，应迅速将其取出。

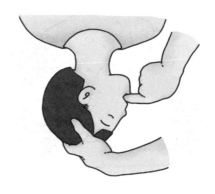

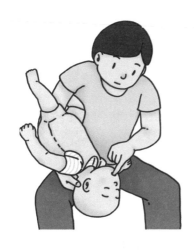

为婴儿清理口腔异物时，抢救者可取坐位，稍分开两腿，一手托住婴儿的颈肩部，同时将手放于同侧腿上，使婴儿头朝下并面朝抢救者的方向，用另一只手较细的手指（如小指）小心地抠出异物。

检查呼吸

操作方法

在进行开放气道的操作之后，抢救者需利用看、听、触 3 种方法，在 5 ~ 10 秒钟内判断患者的自主呼吸是否恢复正常。

一看：观察患者的胸部、上腹部是否有节律地上下起伏。二听：将耳朵贴近患者的口鼻，听其是否有呼吸声。三触：将面颊贴近患者的口鼻，感觉是否有呼吸形成的气流。

如果患者呼吸不正常，如呈喘息状，需要进行人工呼吸。

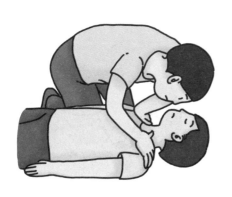

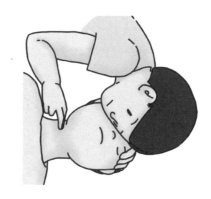

气道异物阻塞急救法

哪些人容易发生气道异物阻塞

1.婴幼儿。5岁以下儿童的吞咽功能发育不完善，若进食时啼哭、嬉笑、玩耍，或者用手抓着各种"玩具"往嘴里塞，都容易出现气道异物阻塞。

2.老年人。老年人的吞咽功能退化，尤其患有心脑血管疾病以及牙齿脱落的老年人，是容易发生气道异物阻塞的高危人群。

3.饮食习惯不好的成年人。成年人虽然具有自我保护的能力，但如果进食过快、过猛，或者在进食时说笑、抛食，同样容易发生气道异物阻塞。

气道异物阻塞的分类

1.完全性阻塞。如果患者的气道完全被阻塞，会当即不能咳嗽、不能呼吸，也不能发声，会本能地做出双手抓住颈部的动作——这是发生完全性阻塞最明显的特征。

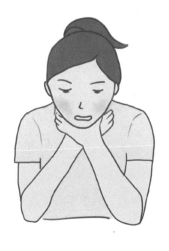

2.不完全性阻塞。如果患者的气道还可以部分通气，患者会出现剧烈呛咳、呼吸困难等症状。患者每次费力呼吸时，喉咙会发出口哨一样的喘鸣声。

海姆立克急救法

发生不完全性阻塞的患者，经用力咳嗽无效而呼吸逐渐微弱时，应立即采用海姆立克急救法抢救。

成人自救法

成人如果发生不完全性气道异物阻塞，并不会立即丧失意识。这时身边没有抢救者，一定要趁自己意识尚清醒时（2～3分钟内）采用站立位的腹部冲击法迅速进行自救。

站立位的腹部冲击法

 适用人群：意识清醒的成人

操作方法

1.保持站立姿势，找一个适当高度的硬质椅子，站到椅背处。

2.头部后仰，使气道变直，然后将上腹正中抵在椅背顶端，双手扶住椅子，用身体的重量迅速、用力、连续冲击，直至异物排出。

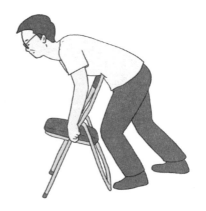

婴儿海姆立克急救法

操作方法

1.抢救者一手扶着婴儿背部，一手托住婴儿下颚部，将婴儿脸朝下翻过来。头部顺着前臂下垂，使婴儿俯卧于前臂上。垂直拍打背部上方5次。

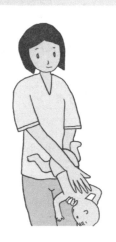

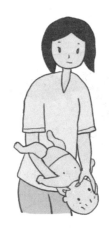

2.使婴儿的脸朝上，托稳后检查其口腔，用手指抠出可见的阻塞物。不要盲目地将手指伸进喉内。

3.如果拍背无效，则用两个手指在婴儿胸骨中点的下段垂直按压5次，频率为每3秒钟1次，造成人为咳嗽，然后检查口腔。

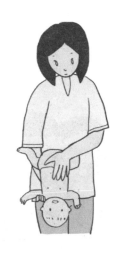

4.重复以上3个步骤3遍。如果阻塞物仍无法清除，立即拨打120急救电话。

儿童海姆立克急救法

（一）意识清醒儿童的海姆立克急救

操作方法

1. 让孩子朝前弯下腰，抢救者一手托住其胸部，另一只手用力拍打其双肩胛骨之间的背部 5 次。

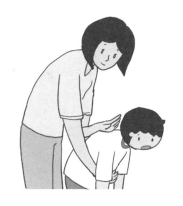

2. 检查孩子口腔，用手指压住其舌根部，以看清异物，并将其清理出来。

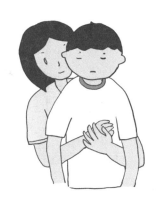

3. 如果不奏效，就进行胸部按压。抢救者一手掌根放在其胸骨下段，用另一只手压在手掌上，垂直向里按压 5 次，频率为每 3 秒钟 1 次。再次检查口腔。

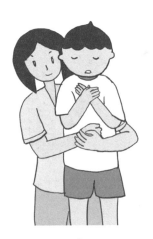

4. 如果胸部按压仍无效，就做腹部按压。将拳头放在上腹部的中间、肋弓的下方，用另一只手托住拳头，向上按压 5 次后，检查其口腔。

（二）神志不清儿童的海姆立克急救

操作方法

1.转动孩子的身体，抢救者侧向一边，用手在其背部肩胛骨之间拍打5次。

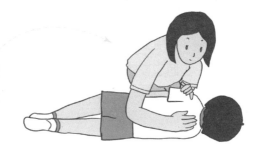

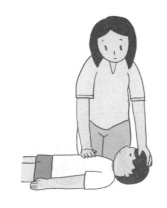

2.再将其身体转成平卧位，将手掌根部放在孩子的胸骨下段，垂直向下按压5次，频率为每3秒钟1次，再检查口腔。

3.如果上述方法无效，坐在孩子身体的一侧，或跪跨过他身体，将手掌根部放在其上腹部中间低于肋弓处，做5次向上的按压后，检查口腔，然后再做5次人工呼吸。

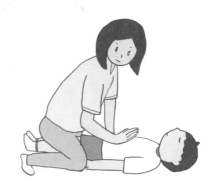

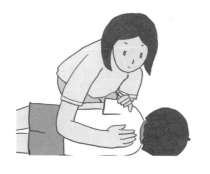

4.如果阻塞物仍无法清除，继续上述方法，即拍背、按压胸部及腹部、检查口腔、做人工呼吸。

孕妇及肥胖者的海姆立克急救法

怀孕 3 个月以上的孕妇，胎儿的大小会超过肚脐，因此不宜使用上腹部冲击法。这时应该使用胸部冲击法。对于肥胖者，尤其是腹部肥胖者，如果其肚脐上不容易用力，也需要改用胸部冲击法。

站立位的胸部冲击法

 适用人群：意识清醒的孕妇及肥胖者

操作方法

1.患者站立，头部向前倾，抢救者站在患者身后，一腿在前，插入患者两腿之间，呈弓步； 另一腿在后伸直，两臂同时环抱患者的胸部。

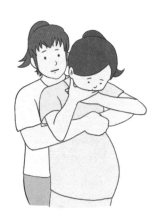

2.抢救者一手握拳，拳眼置于患者两乳头连线中点，另一只手固定拳头，并突然连续、快速、用力向患者胸部的后方冲击，直至气道内的异物排出或患者意识丧失。

3.如果患者在抢救的过程中发生意识丧失，应立即将其摆成平卧的复苏体位，使用卧位的胸部冲击法进行急救（见下页）。

卧位的胸部冲击法

 适用人群：意识丧失的孕妇及肥胖者

操作方法

1.将患者摆成平卧位，抢救者跪在患者身体一侧。

2.将一只手的掌根部放在患者两乳头连线中点的部位，另一只手重叠其上，双手十指交叉相扣，并连续、快速、用力垂直向下冲击。

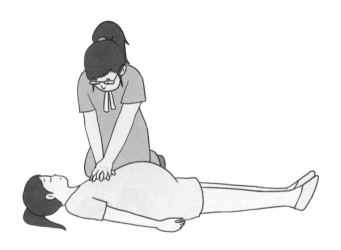

3.每冲击5次，检查1次患者口腔是否有异物。如果发现异物，立即将其取出。

成人的海姆立克急救法

站立位的上腹部冲击法

👥 适用人群：意识清楚的患者

(操作方法)

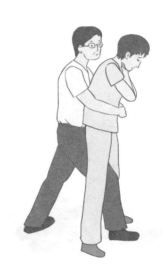

1.患者站立，弯腰并头部向前倾，抢救者站在患者身后，一腿在前，插入患者两腿之间呈弓步，另一腿在后伸直，同时两臂环抱患者的腰腹部。

2.抢救者一手握拳，拳眼置于患者脐上两横指的上腹部，另一只手固定拳头，并突然连续、快速、用力向患者上腹部的后上方冲击，直至气道内的异物排出。

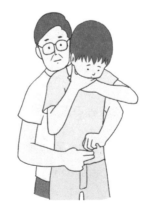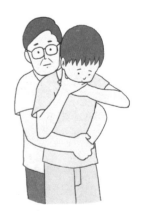

3. 如果患者在抢救的过程中发生意识丧失的情况，应立即将其摆成平卧的复苏体位，使用心肺复苏术进行急救。

⚠ 注意事项

1. 此法不适合肥胖者、孕妇及 1 岁以下的婴儿。
2. 冲击的速度维持在 1 秒 1 次，并且要用力，方向向上。

卧位的上腹部冲击法

👥 **适用人群：意识丧失的患者**

1. 将患者摆放成平卧位，抢救者骑跨于患者大腿两侧。

2. 将一手掌根置于患者肚脐上两横指处，另一只手叠于其上，并突然连续、快速、用力向患者上腹部的后上方冲击。

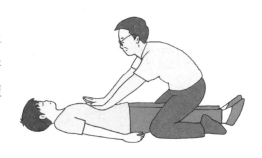

3. 每冲击 5 次，检查 1 次患者口腔是否有异物。如果发现异物，立即将其取出。

⚠ **注意事项**

此法不适合肥胖者、孕妇和 1 岁以下的婴儿。

心肺复苏术

心肺复苏术（CPR）指为患者恢复呼吸和心脏搏动的一系列急救措施，一般采取人工心脏按压、口对口人工呼吸等措施。

呼吸停止、心脏停搏的常见原因

当存在以下情况时，就极有可能发生呼吸停止、心脏停搏。

1. 冠心病，其中急性心肌梗死是冠心病中一种严重的类型，其导致的心脏停搏占总数的 80% 以上。

2. 其他心脏病，如心肌炎、心脏瓣膜病、主动脉夹层动脉瘤等。

3. 各类急症，如重症哮喘、大咯血、张力性气胸、肺梗死、急性上消化道大出血、出血性坏死型胰腺炎、脑出血、休克等。

4. 急性中毒、过敏，如洋地黄类药物中毒、奎尼丁中毒、亚硝酸钠中毒、有机磷农药中毒、氰化物中毒、青霉素过敏、血清制剂过敏等。

5. 意外事故，如触电、溺水、窒息、严重外伤等。

如何迅速判断患者出现呼吸停止、心脏停搏

1. 突然跌倒，意识丧失，呼之不应，伴有一过性、全身性、痉挛性抽搐，双侧眼球上吊、固定。

2. 出现喘息样呼吸，继而呼吸停止。

3. 颈动脉搏动消失。

4. 心音消失。

5. 皮肤、口唇、脸颊、指甲床变得青紫、苍白或出现花斑。

6. 双侧瞳孔散大，对光反射消失。

在以上判断依据中，第 1、第 2 项最为重要、呈突发性；第 3 至第 6 项均需要经过一定的检查才能确定。若患者同时出现第 1、第 2 项的反应，就应该立即实施心肺复苏，不要再进行其他检查，以免耽误抢救时间。

心肺复苏术操作指南

以下操作步骤是为意识丧失、呼吸消失或仅有喘息声的8岁以上患者进行的心肺复苏术。

▼ 单人心肺复苏术徒手操作（CPR）的 8 步流程

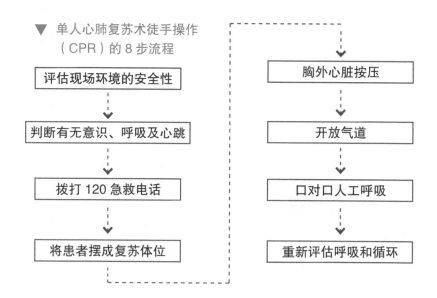

评估现场环境的安全性

⇣

判断有无意识、呼吸及心跳

⇣

拨打 120 急救电话

⇣

将患者摆成复苏体位

胸外心脏按压

⇣

开放气道

⇣

口对口人工呼吸

⇣

重新评估呼吸和循环

评估现场环境的安全性

发现患者倒地后，首先要观察、了解整个现场的环境情况，确定现场是否安全。如果患者周围存在危险因素，应将其转移至安全地带，在做好自我防护的前提下进行救护。

确认现场环境安全

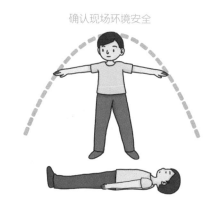

判断有无意识、呼吸及心跳

操作方法

1.轻拍患者的双肩部，凑近患者的耳边大声呼喊，仔细观察其有无反应。除了观察其应答反应，还需观察其有无肢体运动。

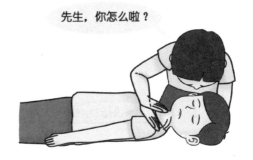

先生，你怎么啦？

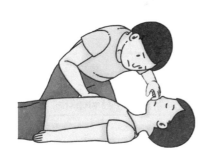

2.如果患者对声音刺激无任何反应，迅速判断是否有呼吸。一般常用方法是将手指置于患者鼻前感受是否有气流，侧头观察患者胸部是否有起伏变化。

3.判断患者是否有心跳时，一手食指与中指并拢伸直，其余手指弯曲，置于患者气管正中部，旁开两指凹陷处，用指腹感受是否有搏动。

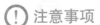

① 注意事项

呼唤患者时，只能以手掌轻拍。切勿晃动患者的身体，以免对患者造成二次伤害。

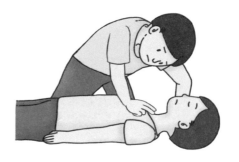

拨打 120 急救电话

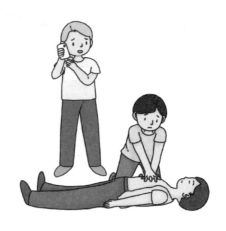

操作方法

1.确定患者心脏停搏之后，如果现场有两位以上抢救者，其中一人应立即拨打 120 急救电话，另一人开始对患者进行心肺复苏。

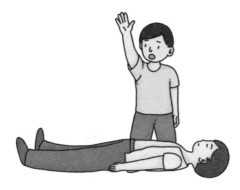

2.如果现场只有一位抢救者，抢救者应立即举起手臂，高声呼救，请他人帮助打急救电话。

ⓘ 注意事项

对于溺水、创伤、药物中毒等紧急情况，应先徒手做心肺复苏 5 个循环（约 2 分钟），再打 120 急救电话求救。

将患者摆成心肺复苏体位

操作方法

1. 抢救者迅速跪在俯卧位或侧卧位的患者身体一侧，将患者的双上肢向上伸直，再将外侧下肢搭在内侧下肢上。

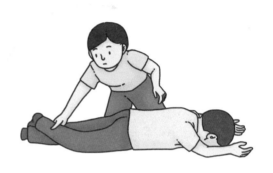

2. 抢救者的一只手固定在患者的后颈部，另一只手固定在其外侧腋部。

3. 抢救者稍用力将患者整体向抢救者一侧翻动成为仰卧位，再使其头、颈、肩、腰、髋在同一条直线上。

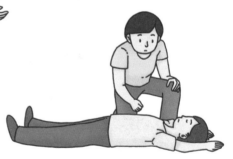

(!) 注意事项

转动时必须使整个身体同时转动，避免身体扭曲，以防脊柱、脊髓损伤。

胸外心脏按压

操作方法

1.抢救者跪在患者身体的任意一侧，身体正对患者两乳头，两膝分开，与肩同宽，两肩正对患者胸骨上方，距离患者身体一拳左右。

2.将一只手的掌根部放在患者胸部正中，中指压在一侧乳头上。

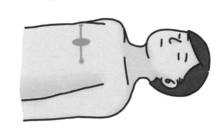

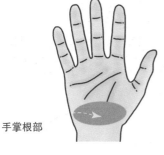

手掌根部

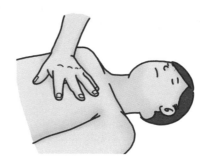

3.另一只手的掌根放在上一只手的手背上，十指交叉，确定手指不会接触到肋骨。

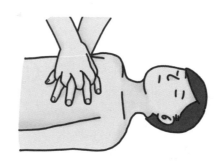

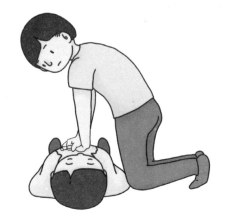

4.以髋关节为支点，利用上半身的力量往下用力按压，两臂基本垂直，使双肩位于双手正上方。肘关节不得弯曲，以保证每次按压的方向垂直于胸骨。

5.按压深度至少5～6厘米，相当于胸壁厚度的1/3。压一下，放松一下，待胸廓完全回弹、扩张后再进行下一次按压，同时掌根始终不得离开胸壁，以保证位置准确。

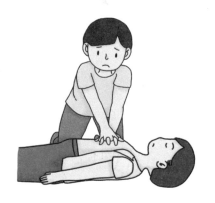

6.按压的频率为每分钟100～120次，以该频率连续"按压—放松"30次，保持节奏均匀，按压和放松回弹的时间应该是相同的。

ⓘ 注意事项

如果患者的躯干在弹簧床、沙发等不宜进行胸外心脏按压的软质平面上，可将其平移至硬质地面或在患者的背部放置一块硬木板。

开放气道

> 操作方法

1.首先清理口腔异物，如果有明显异物，如呕吐物、脱落的义齿等，可用手指取出，以保持气道通畅。

2.选择"压额抬颌法"或"双手托颌法"，使患者的气道保持畅通。

口对口人工呼吸

> 操作方法

1.抢救者的一只手放在患者前额，用拇指、食指捏住患者的鼻翼，头后仰，抬下颌，使其嘴巴张开。

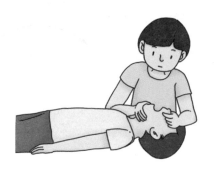

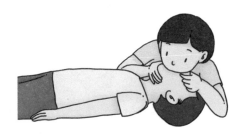

2.抢救者正常吸一口气，用自己的嘴严密包绕患者的嘴，尽量避免漏气。向患者嘴内吹气，直到其胸部鼓起，吹气时间维持1～2秒。

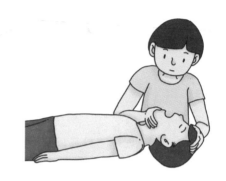

3.移开嘴，松开紧捏患者鼻翼的手指，待患者胸部回落。要做到吹气时胸部明显上抬，嘴移开后胸部回落，形成有效的人工呼吸。

4.重复以上3步，连续进行2次有效的人工呼吸。

重新评估呼吸和循环

操作方法

1.在做完5次"胸外心脏按压—口对口人工呼吸"的循环之后，检查1次患者的颈动脉。

2.如颈动脉搏动恢复，则停止胸外心脏按压，并将患者摆放成稳定侧卧位。继续严密监控患者的呼吸和循环功能，直至医护人员到来。

3.如颈动脉搏动未恢复，则继续胸外心脏按压和口对口人工呼吸，此后每5分钟检查1次脉搏。

外伤急救法

人体受到外伤的生理反应

　　成年人失血量如果少于总血量的 10%，身体可以自然调节，一般无症状。当失血量超过 15% 时，患者会出现脉搏加快、血压下降、口渴、皮肤苍白等症状。当失血量超过 40% 时，患者的呼吸会变得浅且快，随即不省人事，情况危急。

　　从外伤出血到死亡，根据受伤的严重程度，人体的反应如下。

出血 ---> 血量下降 ---> 心跳加速，四肢及表面血管收缩 ---> 休克

死亡 <--- 器官功能衰竭 <--- 内脏组织缺氧

外伤急救的四大步骤

止血：减少血液流向伤口，使血凝块尽快形成。

包扎：固定止血敷料，保护开放伤口，防止感染。

固定：对骨折和受伤肢体进行临时固定，保护伤口，减轻痛苦，便于搬运。

搬运：经过以上处理之后，迅速、准确、合理地将患者安全地送到医院。

　　在按照以上四个步骤进行急救之前，往往需要为患者脱除衣物，以准确地判断伤势，方便止血、包扎、固定。

外伤急救第一步：止血

血液是维持生命活动最重要的物质之一。当出血量达到全身总血量的20％时，人就会休克。出血量达到总血量的40％，可迅速危及生命。

出血特点，一眼识别

1.动脉出血。（1）危险级别：高。（2）颜色：鲜红。（3）状态：血液从伤口呈搏动性喷射而出。

2.静脉出血。（1）危险级别：中或高。（2）颜色：暗红。（3）状态：血液从伤口持续向外涌出。

3.毛细血管出血。（1）危险级别：低或无。（2）颜色：鲜红。（3）状态：血液从创面呈点状或片状渗出。

出血的部位（警惕内出血）

1.外出血。可从体表见到流出的血液，极易识别。

2.内出血。体表见不到血液流出，或看见从气道、消化道、尿道排出血液。情况危急的颅内血肿、肝脾破裂可能完全看不到任何出血。

3.皮下出血。一般见于外界暴力作用于身体，体表见不到血液，但可看到皮肤"青紫"，或可见到皮肤显著隆起。

加压包扎止血法

加压包扎止血法适用于治疗静脉出血、毛细血管出血。具体做法是，在伤口覆盖无菌敷料后，再将厚纱布、棉垫置于无菌敷料上面，然后再用绷带、三角巾等适当增加压力包扎，直到停止出血。

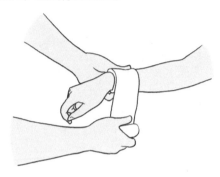

止血带止血法

止血带止血法适用于治疗四肢出血。具体做法是，将止血带结扎在靠近伤口近心端的完好位置，从而阻止出血。常用的有绞紧止血法、橡皮管止血法等。

1. 结扎止血带的位置设在伤口的近心端，上肢结扎在上臂的上 1/3 段，下肢结扎在大腿中段至大腿根部之间的部位，止血带松紧要适度。

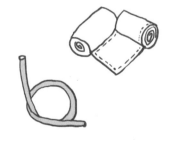

2. 结扎后，需要每隔 40 ~ 50 分钟松绑一次，以恢复肢体的供血。此时若继续出血，可使用指压动脉止血法（见下一页）。松解时间为 5 ~ 10 分钟（根据出血情况而定），此后在比原结扎位置稍低的位置重新结扎止血带。

3. 解除止血带，要在补充血容量或采取其他有效的止血方法之后进行。

指压动脉止血法

指压动脉止血法是动脉出血的紧急止血法，适用于头、面、颈、四肢动脉出血。

1.面部出血。抢救者用一只手固定患者头部，另一只手的拇指压在下颌角前上方约1.5厘米处（咀嚼肌下缘与下颌骨交接处）的面动脉搏动点上，向下颌骨方向垂直压迫，其余四指托住下颌部。

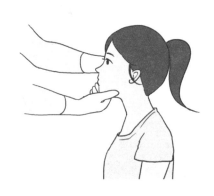

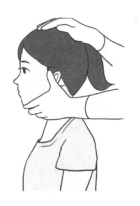

2.头顶部出血。抢救者用一只手的拇指垂直压迫患者耳屏（俗称"小耳朵"处）上方1～2厘米处的颞浅动脉搏动点。

3.枕后出血。抢救者用一只手的拇指压迫患者耳后乳突下稍外侧的枕动脉搏动点。

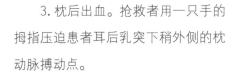

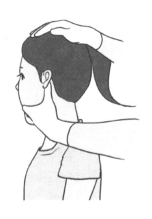

4.肩部、腋窝或上肢出血。抢救者用一只手的拇指在患者锁骨上窝处向下垂直压迫锁骨下动脉搏动点，其余四指固定住患者肩部。

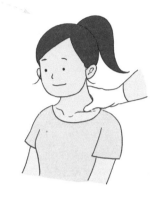

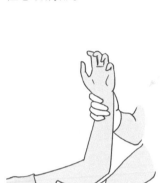

5.前臂大出血。抢救者一只手固定住患者手腕，另一只手向患者肱骨方向垂直压迫腋下肱二头肌内侧肱动脉搏动点。

6.手部大出血。抢救者双手拇指分别垂直压迫患者腕横纹上方两侧的尺桡动脉搏动点。

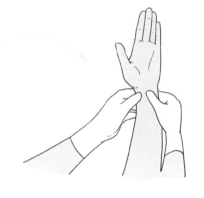

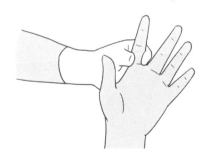

7.手指出血。抢救者用一手的拇指、示指压迫患者指根两侧的指动脉搏动点。

8.下肢大出血。抢救者用双手拇指或掌根重叠放在患者腹股沟韧带中点稍下方，即大腿根部股动脉搏动处，用力垂直向下压迫。

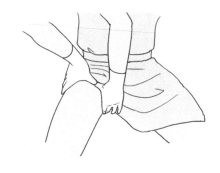

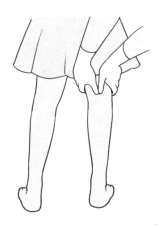

9.小腿出血。抢救者用拇指在患者腘窝横纹中点动脉搏动处垂直向下压迫。

10.足部出血。抢救者用一只手的拇指垂直压迫患者足背中间近足踝处（足背动脉），同时另一只手的拇指垂直压迫患者足跟内侧与脚踝之间的位置（胫后动脉）。

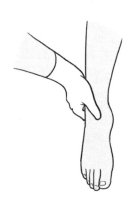

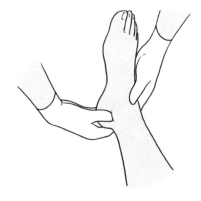

填塞止血法

填塞止血法是用无菌纱布紧紧堵塞住伤口的止血方法。多用于伤口较深或伴有动脉、静脉严重出血者，或用于不能采取指压止血法、止血带止血法的出血部位。

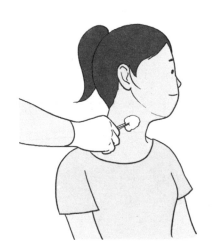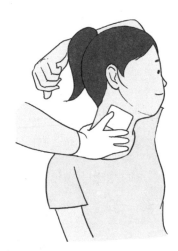

⚠ 注意事项

1.填塞止血法多用于腹股沟、腋窝、鼻腔、宫腔出血，以及非贯通伤、贯通伤等。

2.使用填塞止血法止血后，还要用绷带或者三角巾等进行加压包扎。

外伤急救第二步：包扎

包扎可以固定住止血敷料，保护开放伤口，防止感染。常用的包扎材料有绷带、三角巾和其他易于寻找的材料。伤口包扎应注意以下事项。

1. 包扎材料尽量洁净、无菌，避免伤口感染。

2. 应先对伤口进行妥善处理，再进行包扎。

3. 包扎松紧适度，以固定住敷料且不影响血液循环为度。

4. 包扎四肢由内至外、由上至下，露出肢体末端，以便观察血液循环情况。

5. 绷带起始端及末端重复两圈固定，收尾于肢体外侧。

6. 包扎动作要迅速、谨慎，不要碰撞、污染伤口。

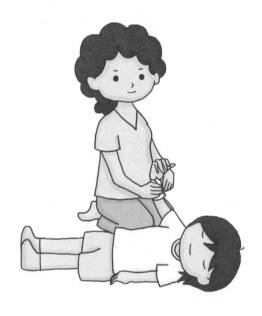

绷带包扎法

1.螺旋包扎法。此法主要用于包扎四肢。加压止血后，从放置敷料的下方开始，先环形包扎两圈，后自下而上、由内向外缠绕，每一圈盖住前一圈 2/3，直至敷料被完全盖住，最后再环形缠绕两圈即可。

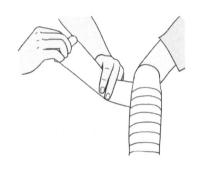

2."8"字形包扎法。此法主要用于包扎手部、足部、踝、肩、髋关节等部位。以手部、足部为例，先将绷带做环形的固定，然后一圈向上、一圈向下包扎，每一圈在正面和前一圈相交，并压盖前一圈的 1/2 或 2/3，最后再做环形固定即可。手指、脚趾若无创伤应露在外面，以便观察有无发紫、水肿等末梢血液循环不良的情况。

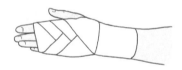

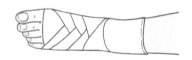

3."人"字形包扎法。此法主要用于包扎肘部、膝关节部位。加压止血后，将肘部、膝关节弯曲至 90°，绷带放在肘部、膝关节中央，环形缠绕一圈以固定敷料，再由内向外做"人"字形缠绕，每一圈遮盖前一圈的 2/3，缠完 3 个"人"字后，环绕一圈固定即可。

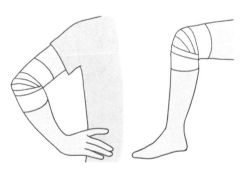

4. 回折包扎法。此法主要用于头部及肢体残端的包扎。以伤口在头顶部为例，先围绕额头环形包扎两圈，然后在额头前端中央按住绷带，将绷带拉向后方，再从后面按住绷带，将绷带拉向前方。如此左右来回反折，直至将敷料完全覆盖，最后再进行两圈环形包扎，以压住所有反折处。

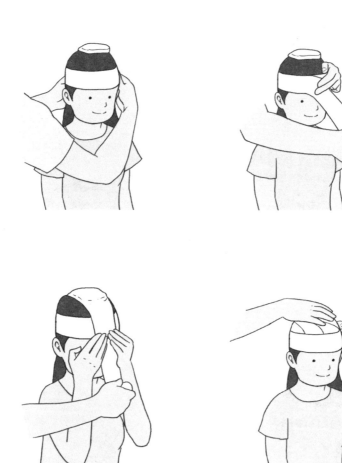

三角巾包扎法

三角巾适合全身各部位包扎，可以根据不同需要折叠成不同宽度的条带状，或者折叠成燕尾巾。

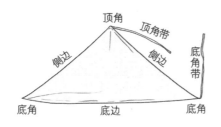

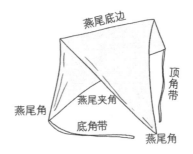

头部包扎

操作方法

1. 患者止血后，在伤口上放置敷料。将三角巾底边朝前，折叠起两横指宽，放在患者前额齐眉处。

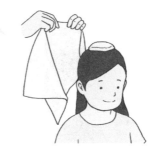

2. 将三角巾的两侧底角经耳后上方往后收，在枕部交叉。

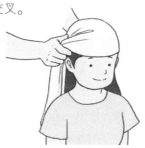

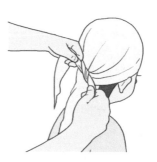

3.交叉后绕到前额，在眉毛上方打结，然后拉紧顶角，将其折叠并塞入两底角交叉处。

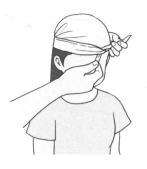
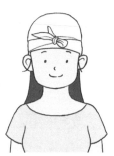

眼部包扎

操作方法

1.将三角巾折叠成 3 ~ 4 指宽的条带状，以 45° 角斜放在患者眼部。

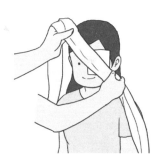

2.条带的一侧从伤眼一侧的耳下方绕到头后部，经另一侧的耳上方绕至前额，并压住三角巾的另一端。

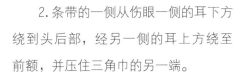

3.将三角巾的另一侧在眉毛上方向外反折，向后绕一圈至受伤的眼部一侧的耳朵处打结即可。

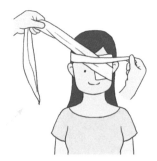
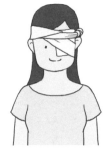

颈部包扎

1.先用敷料覆盖伤口，再用一圈绷带压迫伤口。

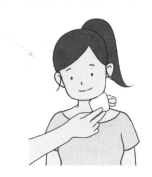

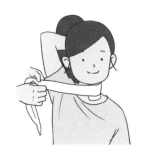

2.让患者抬起伤口对侧的手臂，用折叠成条带状的三角巾覆盖住伤口上的纱布，绕到举起的手臂下方打结。

肩部包扎

1.抢救者站在患者的一侧，先用敷料覆盖伤口，再将三角巾从中间对折成燕尾状。

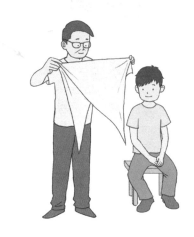

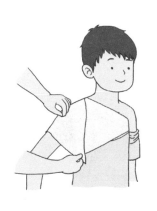

2.将燕尾巾的中间对准患者颈部后面的正中，使两燕尾分别覆盖在两肩上。

3.两侧燕尾角从前向后包裹住两侧肩部，从腋下拉至后方与底角相遇打结。

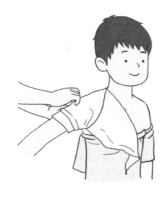
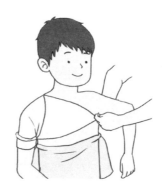

胸背包扎

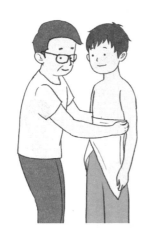

1.抢救者面对患者，用敷料覆盖伤口，将三角巾折叠成燕尾状，放在患者胸前下方，燕尾夹角正对体前正中线。

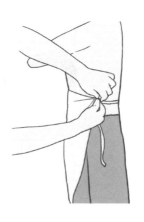

2.将燕尾底角与顶角带在身侧打结，固定住燕尾巾。

3. 把两燕尾角向上翻起，分别覆盖两侧肩部至背部。

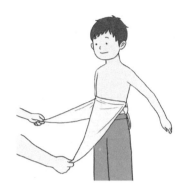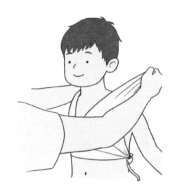

4. 抢救者转到患者背后，将两侧燕尾底角拉紧，有底角带的一侧从横带下方穿过，再将底角带上提与另一侧燕尾角打结。

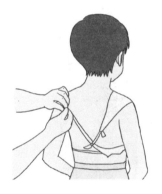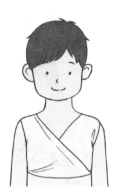

腹部包扎

1. 用敷料覆盖伤口，将三角巾折叠成燕尾状，使两燕尾角一大一小。

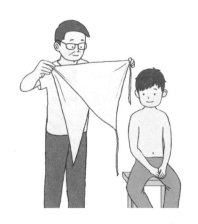

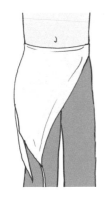

2.将三角巾夹角对准伤侧裤缝，大片燕尾遮盖腹部，小片燕尾遮盖臀部。

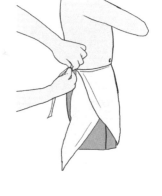

3.将燕尾底角与顶角带在身侧打结，固定住燕尾巾。

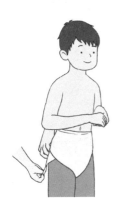 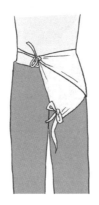

4.拉住两侧燕尾，穿过大腿间并打结。

臀部包扎

1.抢救者站在患者背后，用敷料覆盖伤口，将三角巾底边向上，顶角向下，覆盖臀部，底边齐腰。

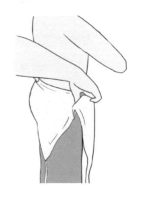

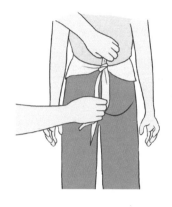

2. 将两侧底角绕到腹部打结。

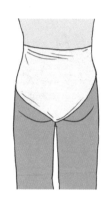

3. 将顶角带从两腿间拉向正前上方，与两底角打结处相遇，打结。

腋下包扎

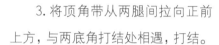

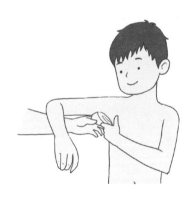

1. 用敷料覆盖伤口后，在敷料上放置一个较厚的衬垫，如一卷绷带或折叠的布块。

2. 将三角巾折叠成适当宽度的条带状，将条带中点放在腋下衬垫处。

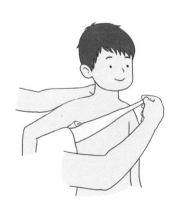

3.拉起条带的两端，在同侧肩上交叉后，绕到对侧腋下打结。

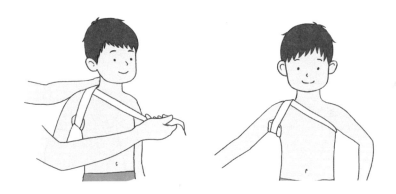

膝（肘）关节包扎

1.根据具体情况将三角巾折叠成适当宽度的条带，将条带中央覆盖在膝（肘）关节受伤部位的敷料上。

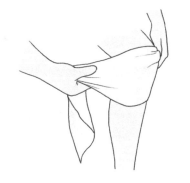

2.将条带在腘（肘）窝处交叉，再一上一下分别压住条带上下两边，缠绕一整圈后在腘（肘）窝处相遇打结。

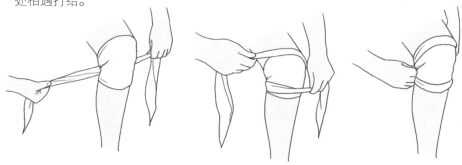

足部包扎

1.用敷料覆盖伤口，将三角巾撑开平铺，把脚放在靠近底边处,脚趾朝向一侧底角。

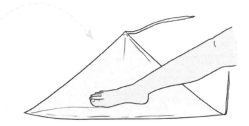

2.提起另一侧底角与顶角包绕小腿，使顶角带与底角相遇打结。

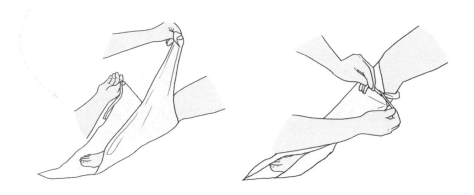

3.将与脚趾相对的底角打一个结，再拉向踝关节，并围绕踝关节打结。

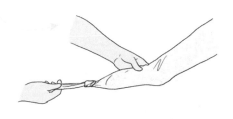
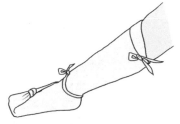

手部包扎

1. 将伤口处覆有敷料的手掌平放在三角巾中央，手指朝向顶角。

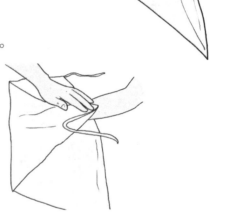

2. 拉起顶角折回覆盖在手背部。

3. 两底角分别包绕至手背部交叉，再围绕腕部一周，在手背部打结。

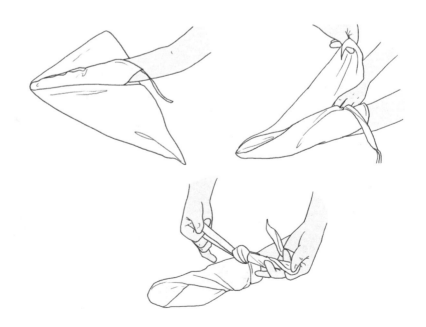

用三角巾制作悬臂带

大悬臂带

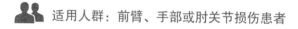

适用人群：前臂、手部或肘关节损伤患者

1.将三角巾展开，一个底角放于健康一侧的肩部，顶角朝向伤侧肘部。

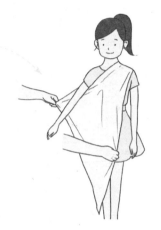

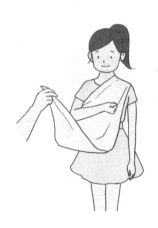

2.弯曲伤侧肘关节，角度略小于90°（即手的位置略高于肘部），使前臂放在三角巾中部。

3.拉起下面的底角向上反折，覆盖前臂，通过伤侧肩部。将两底角在健康一侧的锁骨上窝处打结，使前臂悬吊于胸前。

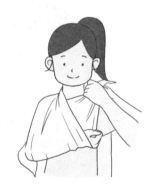

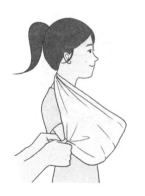
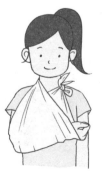

4.将三角巾顶角旋转后，塞入悬臂带内。

外伤急救第三步：固定

固定是对骨折和受伤的肢体进行临时固定，能保护伤口、减轻患者的疼痛，便于抢救者搬运患者。

固定所用的材料主要有塑形夹板、躯干夹板、颈托及头部固定器等。

下颌骨骨折固定

1. 将三角巾折叠成一掌宽的条带状，将条带的 1/3 与 2/3 交界处置于颏部，向上兜住两侧下颌。

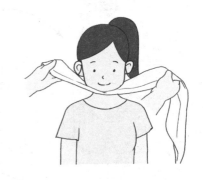

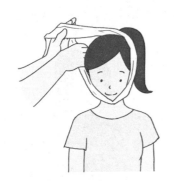

2. 三角巾的两端盖住双耳，通过头顶正中部位，并在一侧耳朵的上方旋转、交叉。

3. 交叉后的三角巾一端从两眉上通过，另一端从头后部绕过，两底角在对侧耳上方相遇，打结。

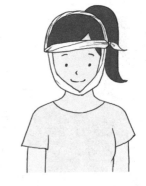

锁骨骨折固定

"8"字固定法

1.在患者的腋下放好衬垫，再将三角巾折叠成四横指宽的条带，以横"8"字形缠绕两肩。

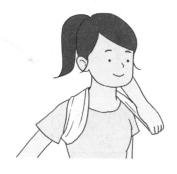

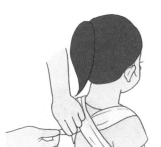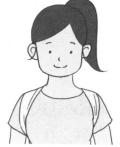

2.缠绕的力度以能使患者两肩向后、胸部前挺为宜，最后在背部交叉打结。

双肩固定法

1.将两块三角巾折叠成条带状，分别固定住两侧双肩，打结时留出一段条带尾端。

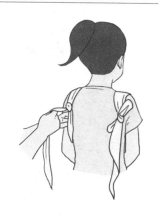

2.将两侧条带尾端连接、打结，使患者两肩向后，胸部前挺。

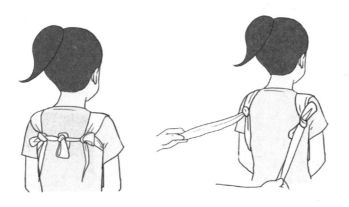

肋骨骨折固定

1.肋骨骨折多发于第 4 至第 7 根肋骨，固定时一般需要3条三角巾，均折叠成4～5横指宽的条带，分别围绕胸部紧紧包扎。注意要于患者呼气末时在健康一侧的腋下打结，使三条条带松紧度相同。

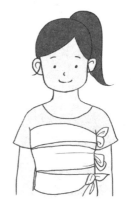

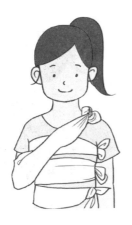

2.用三角悬臂带悬吊伤侧前臂。

上臂（肱骨）骨折固定

夹板固定法

1.将夹板放在上臂外侧，利用躯干充当内侧夹板。

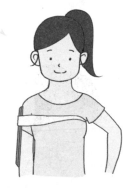

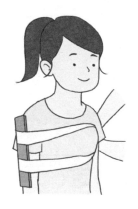

2.分别用两条绷带或三角巾固定住夹板近、远端，在对侧腋下打结。

3.用小悬臂带将前臂悬吊于胸前，使肘关节屈曲，并加用制动带。

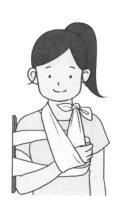

无夹板固定法

1.无夹板时，可用两条三角巾分别折叠成两条四横指宽的条带，用条带分别固定骨折部位上下两端，在对侧腋下打结，再用小悬臂带悬吊前臂。

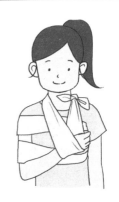

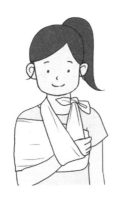

2.也可以将一块三角巾折叠成 20～30 厘米的宽条带，其中央正对骨折部位，在对侧腋下打结，将上臂完全固定在躯干上，再用小悬臂带将前臂悬吊于胸前。

前臂（尺桡骨）骨折固定

夹板固定法

1.将两块长度从肘至手心的夹板分别放在前臂的外侧（手背侧）与内侧（手掌侧），并在手心垫好棉花等软物，让患者握好夹板，腕关节稍微向掌心方向屈曲。如果只有一块夹板，则放在前臂外侧。

2.用两条绷带或三角巾分别固定夹板的两端。

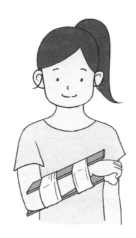

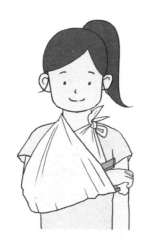

3.用大悬臂带将前臂悬吊于胸前，使肘关节屈曲（大悬臂带操作方法参见本书 P061）。

无夹板固定法

可将报纸或杂志放在伤肢下方，包绕伤肢卷成筒状。用绷带或布条固定住卷好的报纸、杂志，最后用大悬臂带悬吊前臂。

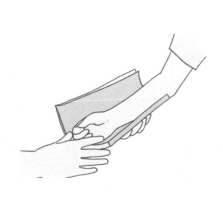

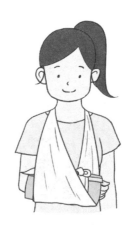

手指骨折固定

夹板固定法

取两片宽度和骨折手指差不多，且长度比骨折手指略长的夹板，将其分别放在手指的内外两侧，再用胶布或绷带在手指关节的位置固定住夹板。

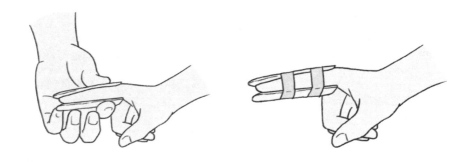

双指固定法

如果没有合适的夹板，可以将伤指与临近的一根手指并在一起，然后用胶布将两根手指缠在一起，用健康的手指充当夹板。

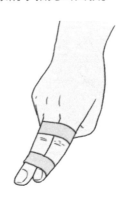

骨盆骨折固定

"8"字固定法

1. 骨盆骨折可导致休克甚至迅速死亡，还可造成神经损伤。固定时应尽可能小幅度移动患者，使其仰卧，双腿并拢弯曲，抬起膝部。

2. 用一个展开的三角巾固定臀部，在腹部打结。

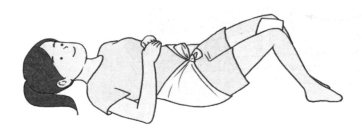

3. 在两膝关节之间加衬垫，接着用一条折叠成条带状的三角巾将两侧膝关节固定在一起。

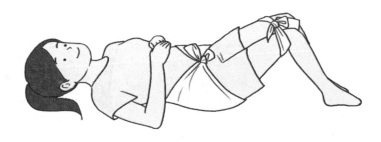

大腿（股骨）骨折固定

夹板固定法

　　1.包扎受伤部位后，将长夹板（长度从脚底至腋下）放置于伤腿外侧，短夹板放置于腿内侧（也可以只用一块长夹板，不用短夹板），在关节和骨突处加上衬垫。

　　2.用七条绷带或三角巾依次固定骨折处两端、膝关节、小腿中段、踝关节、腹部、胸部。

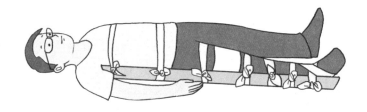

无夹板固定法

　　1.在两膝与两踝之间加衬垫，或者将一个卷好的薄毯竖向夹于两腿之间（包含膝和踝的位置）。

骨折部位

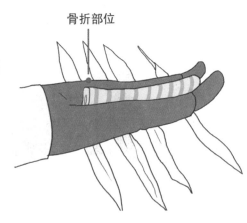

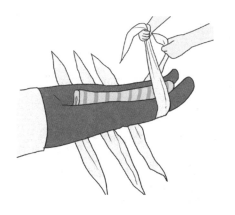

2.取一条三角巾，折叠成宽条带，用"8"字形包扎法固定两侧踝关节与足部。

3.用三条折叠成条带状的三角巾依次固定两侧膝关节下方、靠近骨折部位的近（上）端与远（下）端，在健侧腿打结。

骨折部位

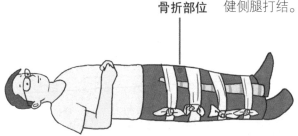

小腿（胫骨、腓骨）骨折固定

夹板固定法

1.将受伤部位包扎后，将夹板放置在伤腿外侧，如果有两块夹板，则内外各放置一块，并在关节和骨突处加上衬垫。

2.用五条绷带或三角巾依次固定骨折处两端、膝关节、踝关节、大腿。

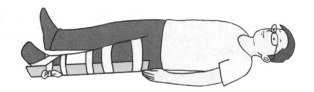

无夹板固定法

1.在两膝与两踝之间加衬垫，或者将一个卷好的薄毯竖向夹于两腿之间。

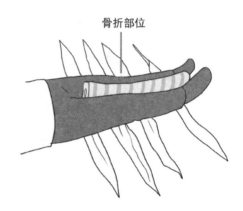

骨折部位

2.取一条三角巾，折叠成宽条带，用"8"字形包扎法固定两侧踝关节与足部。

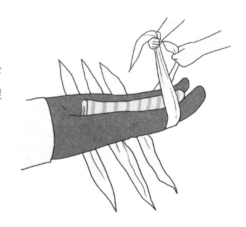

3.用三条折叠成条带状的三角巾依次固定大腿中部、骨折部位的近（上）端与远（下）端，均在健侧腿打结。

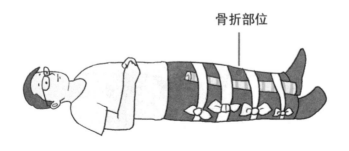

骨折部位

肘（膝）关节骨折固定

夹板固定法

1.以肘关节为例，切勿强行屈伸
关节，以免加重损伤，取患者感觉相对
舒适的关节角度，将一块夹板两端分别
放在上臂与前臂。

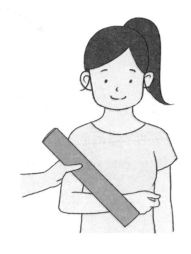

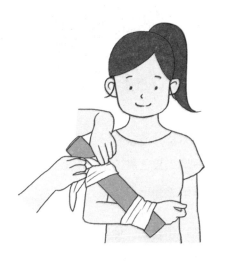

2.用绷带或三角巾固定住夹板
与上肢相交的两点。

外伤急救第四步：搬运

患者经过现场止血、包扎、固定等急救后，还需送往医院进行后续救治。如果搬运方法不当，很有可能造成二次伤害。

单人搬运

1.扶行法。抢救者站在患者身体一侧，将其靠近自己一侧的上肢绕过自己的颈部，用手握住患者的手，另一只手绕到患者背后，扶住其腰部或腋下，搀扶其行走。

此法仅适用于伤势不重、下肢无骨折、意识清醒、能步行的患者的搬运。

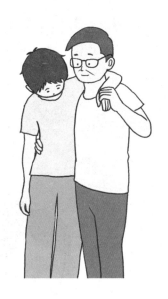

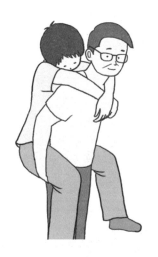

2.背负法。抢救者背向患者蹲下，让患者的双手跨到自己胸前交叉放置，抢救者抓住患者的大腿慢慢站起来。

此法适用于老幼、体轻、神志清醒的患者的搬运，不适用于脊椎、四肢骨折的患者。

3.肩扛法。抢救者面对站立的患者，一手固定患者的同侧手，另一侧上肢插入患者两腿之间，然后把患者扛起来，使其伏在抢救者肩上，注意用手固定好患者的下肢。

此法适用于可以勉强站立但不能行走、体重较小的患者的搬运，严禁用于脊柱损伤的患者的搬运。

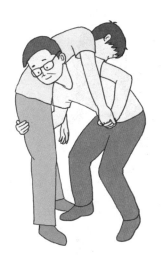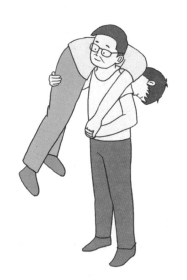

4.抱持法。抢救者将一侧手臂放在患者背后，用手扶住患者腋下，使患者的一只手臂搭在自己肩上。抢救者另一侧手臂放在患者大腿下面，然后将患者抱起。

此法严禁用于脊柱损伤、下肢骨折的患者的搬运。

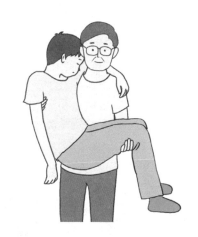

5.拖行法。抢救者可将双手分别放在患者双侧腋下，将患者拖走，也可以将患者置于被褥、毯子上，将患者拖走。

此法适用于体重较重的患者的搬运，适合力气较小的抢救者。

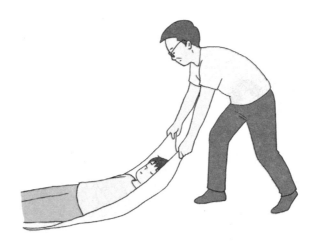

6.爬行法。将患者摆成仰卧位，再用绷带或布条将其双手固定在一起。抢救者骑跨在患者身体两侧，将患者固定好的两手套在抢救者颈部，然后抢救者双手支撑地面爬行。

此法适用于搬运需要低姿安全脱离现场的患者，如在狭窄空间或有浓烟情况下，搬运双上肢没有受伤或仅有轻伤的患者，不可用于脊柱损伤的患者。

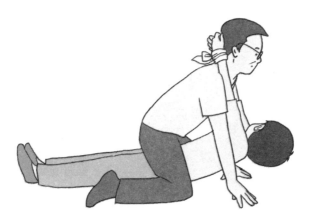

双人搬运

1.双手坐。两名抢救者面对面站在患者两侧，分别将一侧的手伸到患者背后，并抓紧患者的腰带，让患者的两臂绕过两名抢救者的颈部；两名抢救者将各自的另一只手伸到患者的大腿下面，并握住对方的手腕。两名抢救者同时站起，先迈外侧腿，保持步调一致。

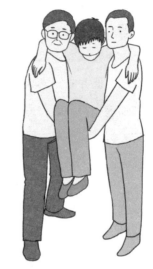

此法适用于意识清醒的体弱者的搬运。

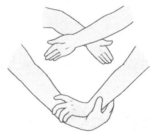

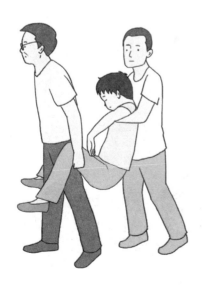

2.前后扶持法。两名抢救者一人在患者背后，两臂从患者腋下通过，环抱其胸部，将患者的两臂交叉在胸前；另一人背对患者，站在患者两腿之间，抬起患者的两腿。两名抢救者一前一后、步调一致地行走。

此法适用于意识不清者的搬运，严禁用于脊柱或四肢骨折的患者的搬运。

多人搬运

1.四人水平抬。四名抢救者每侧两人，面对面站立，相对的人将手在患者身下互握并扣紧，其中两人托住患者的颈部和胸背部，另外两人托住患者的腰臀部和膝部，四人一起将患者抬起搬走。

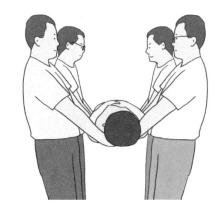

此法适用于脊柱骨折的患者。

2.平抬上担架。一人托住患者的头部，一人托住胸背部，一人托住腰臀部，一人托住并拢的下肢，四人一起合力抬起，并放置在担架上。

此法适用于疑似脊椎（除颈椎外）损伤的患者。

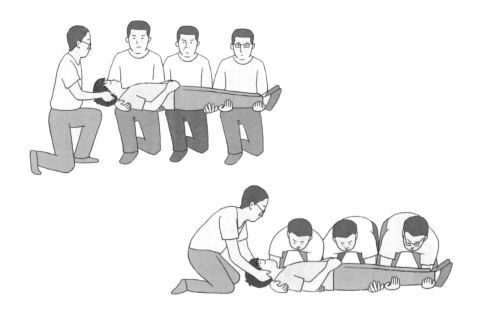

第三章

学习　急救　守护　生命

常见急症的
急救方法

　　生活中我们可能会遇到各种突发的急症，如头痛、鼻出血、呕吐、急性腹泻等。学习与掌握相关的急救知识与技术，能帮助我们在紧急情况下做出准确判断、恰当处理，从而挽救亲人或朋友的生命，并降低伤害程度。

⊕ 昏迷

昏迷是由各种原因导致的脑功能受抑制、意识丧失、对外界刺激无反应和不能被唤醒。它是最严重的、持续性的意识障碍，也是脑衰竭的主要表现之一。昏迷往往是疾病严重的表现，可危及生命。

病情判断

1.引起昏迷的原因有很多，主要包括脑部疾患和全身性疾患两大类。脑部疾患包括急性脑血管疾病（脑出血、脑梗死）、颅脑损伤、颅内肿瘤、脑炎、中毒性脑病等。全身性疾患包括急性酒精中毒、急性一氧化碳中毒、糖尿病昏迷、尿毒症昏迷、肝昏迷（肝性脑病）等。

2.昏迷的判断较为容易。如果遇到患者突然晕倒，呼之不应，推之不醒，意识丧失，但心跳、呼吸依然存在，就可以判断为昏迷。而昏迷的原因往往很难立即判断。

急救方法

1.保持安静，绝对卧床。切勿让患者枕高枕，同时避免不必要的搬动，尤其要避免头部震动。

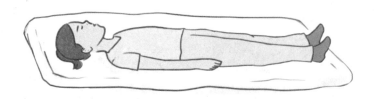

2.将患者摆成稳定侧卧位，确保气道通畅。如患者口腔中有呕吐物、分泌物，需及时清理；如患者有活动义齿，应立即取出。

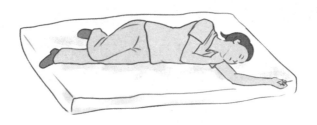

3.注意保暖，为患者盖好被子，防止受凉。

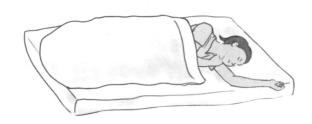

4.及时拨打120急救电话。

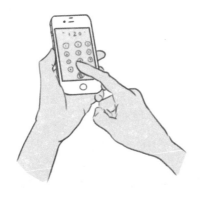

ⓘ 注意事项

1.对伴有躁动不安或抽搐的患者，必要时可用布带或绳子将患者固定在床上，防止患者坠床摔伤。

2.密切观察患者的心跳和呼吸。一旦发生心脏停搏或呼吸停止，要立即进行心肺复苏。

3.严禁给昏迷患者喂水、喂药。

✚ 休克

　　休克是人体组织未能够获得足够的血液供应，有些器官无法获得支持生命的必要养分而导致的循环衰竭状态。休克是疾病严重的表现，如不及时抢救可能危及患者的生命。

病情判断

　　1.休克的病因不尽相同，一般包括低血容量性、感染性、心源性三种。

　　低血容量性病因，有大出血、严重腹泻、呕吐、肠梗阻、烧伤等。

　　感染性病因，有各种病原体感染、中毒、血管床容量扩大等。

　　心源性病因，有心肌梗死、心肌炎、心力衰竭、排血受阻、舒张不足等。

　　2.患者会有以下临床症状：面色苍白，四肢发凉，全身软弱无力，有大汗，意识模糊，血压降低，脉搏细弱，心跳加快，呼吸急促，很快进入昏迷状态。

急救方法

　　1.让患者平卧，可以将双下肢略抬高，以利于静脉血回流，保证相对较多的脑供血。

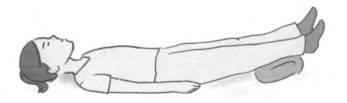

2.对于呼吸困难的患者，可将其头部和上身垫高，同时解开衣扣，将头偏向一侧，以防止呕吐物被吸入气道。

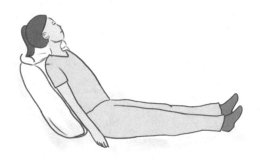

3.一般患者休克时体温降低、怕冷，应注意为患者保暖，盖好被子。但感染性休克常伴有高热，应给予降温，可在颈、腹股沟等处放置冰袋，或用酒精擦浴。

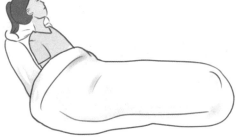

4.保持周围空气通畅，如有条件可给患者吸氧，并及时拨打120急救电话。如为出血性休克，应立即采取有效的止血措施。

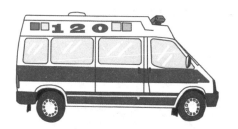

ℹ️ 注意事项

1.如休克患者是大月份的孕妇，应让其取左侧卧位，否则胎儿和子宫会压迫血管，致使回心血量减少，加重休克。

2.密切关注患者的呼吸、脉搏、血压、尿量等情况。如呼吸、心跳停止，应立即使用心肺复苏术进行抢救。

⊕ 高热

　　机体受致热原作用或体温调节中枢出现功能障碍时，体温升高并超出正常范围的现象被称为发热。临床上将体温升至 39.1 ～ 41℃的发热称为"高热"。高热在临床上属于危重症范畴，需要紧急处理。

病情判断

　　1.高热病因包括急性感染性疾病和急性非感染性疾病两大类。前者最为多见，如细菌或病毒引起的呼吸道、消化道、尿路及皮肤感染等；后者主要指变态反应性疾病，如药物热、血清病、自主神经功能紊乱、内分泌及代谢疾病等。

　　2.患者的症状有：皮肤潮红而灼热，呼吸加速和变重，头痛，烦躁，口渴，可能有少量出汗。

急救方法

　　1. 及时将患者转移至空调房或通风良好的房间，脱去过厚的衣物，卧床休息。

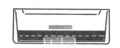

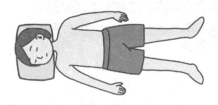

2.使用擦浴、冷敷法进行降温。可用 30％ ~ 50％ 的酒精或温水擦拭四肢、颈等处，也可用冰袋或冷毛巾置于额头、颈下、腋下、腹股沟等处。

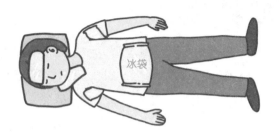

3.补充水分和营养，不要轻易使用抗菌药物。

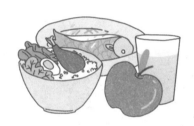

4.应尽快将患者送往医院检查病因并及时治疗。

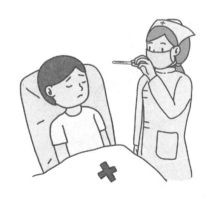

ⓘ 注意事项

1.发热时体内水分流失会加快，因此一定要注意补充水分，在可行范围内宜多饮用白开水、果汁及不含酒精或咖啡因的饮料。

2.应尽量避免给患者穿过多的衣服或盖厚重的棉被，否则会使身体不易散热，加重高热的不适。

➕ 低血糖症

低血糖症是静脉血糖浓度低于标准值，引起交感神经兴奋和脑细胞缺糖，进而出现的一系列症状。过度饥饿、酗酒、体温过低、剧烈运动后没有及时补充糖分，都有可能引起低血糖症。

病情判断

1.临床上，反复发生空腹低血糖症提示有器质性疾病，比如胰岛素瘤、肝衰竭、心力衰竭、肾衰竭、营养不良等；餐后出现的反应性低血糖，多由功能性疾病引起，比如遗传性果糖不耐受症、特发性反应性低血糖症、滋养性低血糖症、功能性低血糖症、2型糖尿病早期等。

2.低血糖早期症状为面色苍白、出冷汗、头晕、心慌、恶心、四肢发冷、颤抖，严重者可出现精神不集中、躁动、易怒，晚期症状可出现昏迷。

急救方法

1.协助患者坐下或者躺下休息。

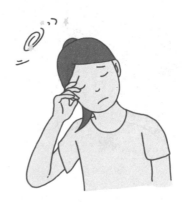

2. 若患者可以吞咽，可饮用适量含糖饮品以提高血糖浓度，使症状得到缓解。

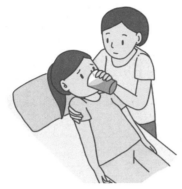

3. 情况缓解后，可让患者适当进食些甜品和水果，少食多餐。

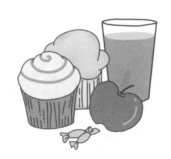

4. 如果患者病情恶化或不省人事，应将患者摆成稳定侧卧位，并尽快拨打120急救电话。

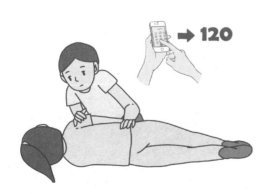

⚠ 注意事项

1. 如家中有容易出现低血糖的患者，最好在家中常备葡萄糖片、方糖、甜饼干、甜牛奶等。

2. 服用 α−葡萄糖苷酶抑制剂类药物（如阿卡波糖）的患者在发生低血糖时，不能食用蔗糖来急救，可以食用葡萄糖。

⊕ 头痛

　　头痛是指额、顶、颞及枕部的疼痛，可见于多种疾病，大多无特异性。但反复发作或持续的头痛，可能是某些器质性疾病的信号，应就医检查并及时治疗。

病情判断

　　1.急性头痛伴有发热者，常见于急性感染，多位于全头部，呈弥漫性。

　　2.有高血压病史，突然出现头痛、呕吐、肢体偏瘫等症状，可能为脑出血引起。

　　3.剧烈头痛伴呕吐、怕光，服用麦角胺后头痛缓解，多为偏头痛。

　　4.如半侧面部发红或面色苍白、结膜充血、流泪、畏光，且多在夜间发作，多为丛集性头痛。

急救方法

　　1.让患者躺在安静的房间休息，保持室内空气流通。

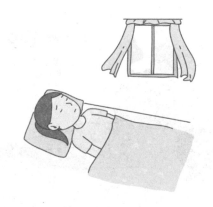

2.对于脑出血、脑炎、高血压病或外伤引起的头痛，可用冷毛巾（也可用冰袋）冷敷；对于血管痉挛、流行性感冒引起的头痛，可用热毛巾（也可用热水袋）热敷。

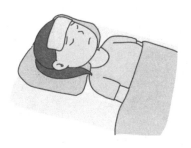

3.头痛难忍时，可用双手手指按压两侧太阳穴、合谷穴等穴位。

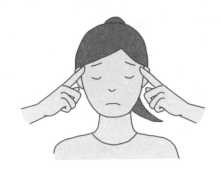

4.服用止痛药，及时就医。但要注意，过量服用止痛药会掩盖病情。如患者出现意识障碍、呕吐、肢体麻木等症状，应及时送医院救治。

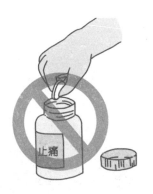

(!) **注意事项**

1.让患者应卧床休息，并按医嘱服药。

2.保持室内空气新鲜，无刺激性异味，温度、湿度适宜，但需防止患者吹风着凉。

中暑

中暑是人体在高温和热辐射的长时间作用下，身体的体温调节功能出现障碍，从而出现的水、电解质代谢紊乱及神经系统功能障碍等症状的总称。中暑是一种可能威胁生命的急症，若未及时处理，可能会引起抽搐、永久性脑损伤，甚至死亡。

病情判断

根据临床症状，可将中暑分为先兆中暑、轻症中暑和重症中暑。其中前两者是较为常见的。

先兆中暑：在高温环境中，体温正常或稍高，不超过38℃，但出现头晕、眼花、耳鸣、恶心、胸闷、心悸、四肢无力等症状，或伴有四肢麻木、口渴、大汗、注意力不集中、动作不协调等症状。

轻症中暑：体温超过38℃，除以上症状外，还有面色潮红或苍白、呕吐、气短、皮肤灼热、脉搏细弱、心率加快、血压下降等症状。

重症中暑：起初患者仅有全身无力、头晕、头痛、恶心、出汗减少等症状，随后体温迅速升高，出现嗜睡、皮肤干燥、灼热、无汗、面色潮红或苍白等症状。当身体循环功能衰竭时，还会出现休克、心力衰竭、肺水肿、脑水肿、肝功能衰竭、弥散性血管内凝血等危及生命的症状。

急救方法

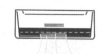

1.迅速将患者转移至阴凉通风处平躺休息，如走廊、树下或有空调的房间。

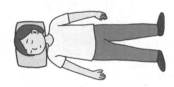

2.脱去患者衣物，视病情采取相应降温措施，如头部冷敷、冷水擦身、冷水浸泡等。

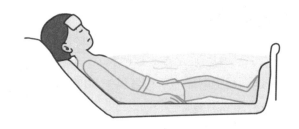

3.给患者饮用含盐的温水、含电解质的运动型饮料或果汁。

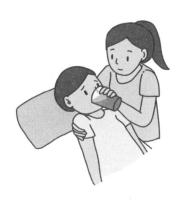

4.对高热者，应在其头部、腋下、腹股沟放置冰袋，每 10 分钟测量 1 次体温。

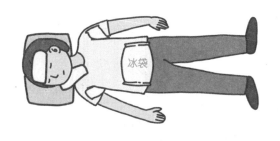

ⓘ 注意事项

如患者在冷水浸泡时出现发抖现象，应减缓冷却过程，因为发抖会增加核心体温，对恢复不利。此外，将体温降至 38℃ 即可停止物理降温，不宜更低。

⊕ 急性腹痛

急性腹痛是平时最常见的急症之一。数据表明，15% ~ 40% 的人患过腹痛，其中较严重疾病引起的腹痛占所有腹痛的 50% 以上。在医院的急诊患者中，约 25% 的急性腹痛需要紧急处理。

病情判断

1. 根据腹痛部位，腹痛可分为左上腹痛、右上腹痛、中上腹痛、脐周腹痛、中下腹痛、右下腹痛、左下腹痛、全腹痛。腹痛位置与相应部位的脏器病变有关。

2. 持续性腹痛多见于炎症，如急性阑尾炎、急性胆囊炎等；持续性腹痛伴有阵发性加重，多见于腹部炎症和空腔脏器穿孔等病变。

3. 起病时先有发热、呕吐，后出现腹痛者常为内科疾病；先有腹痛，后有发热，且腹痛持续6小时以上不见缓解者，则多为外科急腹症。

急救方法

1. 采取舒适体位，尽量放松，避免紧张和恐惧。

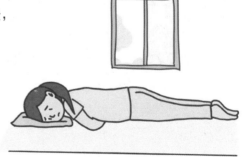

2.腹痛病因不明时应暂禁食。

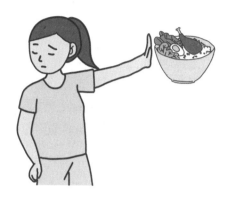

3.症状没有缓解的话要去医院诊治。忌滥用止痛药。滥用止痛药可能会掩盖重要的症状，甚至加重病情。

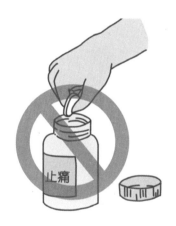

ⓘ 注意事项

1.将患者的其他症状（如恶心、呕吐、血尿、便血、腹泻、发热等）详细记录下来，以便去医院就诊时供诊治医生参考。

2.对慢性间歇性发作的腹痛，同样不能掉以轻心，应入院查清病因并及时治疗。

✚ 鼻出血

鼻出血在日常生活中十分常见。其病因很多，可以由鼻腔疾病引起，也可由全身性疾病引起，其中最多见的为鼻黏膜干燥导致鼻腔血管破裂引起。严重的鼻出血可导致休克，反复的鼻出血还可能引起贫血。

病情判断

1.引起鼻出血的常见病因有鼻黏膜干燥、鼻部受伤、鼻中隔疾病、鼻腔肿瘤等。

2.可引起鼻出血的全身性疾病有血液病、高血压病等。

急救方法

1.一旦发生鼻出血，要及时进行局部压迫。可让患者低头，张口呼吸，用拇指和食指捏住双侧鼻翼，向后上方压迫数分钟，直至止血。

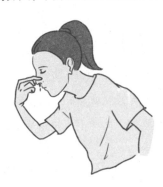

2. 对于全身性疾病导致的鼻出血，在进行局部压迫的同时，还要进行全身性治疗，如降压。

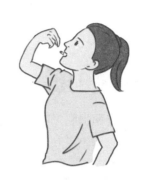

3. 经过局部压迫后仍无法止血的，要及时送医院诊治。

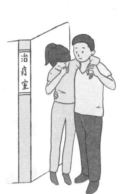

4. 头部受伤引起的鼻出血，如果同时伴有眼眶瘀血、耳后瘀血、耳出血等，就是"鼻漏"了——实际上为颅内出血。此时不能采用压迫、填塞等止血法，同时禁止冲洗鼻腔，避免用力咳嗽和打喷嚏，应尽快送至医院或拨打 120 急救电话。

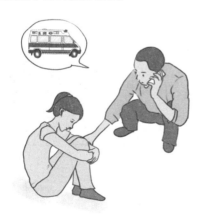

ⓘ 注意事项

1. 发生鼻出血之后不要仰头，以免血液误入气道造成窒息。尤其儿童更要禁止采用此法。

2. 经常发生的鼻出血，可能跟身体的其他疾病有关，应及时到医院进行检查并进行相关治疗。

⊕ 抽筋

抽筋是指肌肉突然不由自主地收缩痉挛，可引起疼痛，通常是运动前热身不足、剧烈运动和肢体保持同一姿势过久所致。

病情判断

肌肉强直，一阵阵地抽动，无法放松，并且由这组肌肉牵动的关节不能自由活动。

急救方法

可用以下方法急救：小心地舒展、拉长抽筋部位的肌肉，使肌肉充分放松；用推或揉的方法按摩抽筋部位的肌肉，可用毛巾热敷在抽筋部位。

1.手臂抽筋。伸直抽筋的手臂，将手腕向手背方向伸展，用健侧手慢慢扳直手指，然后按摩手臂抽筋部位的肌肉。

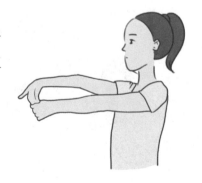

2.大腿抽筋。大腿前侧的肌肉抽筋时，可将腿屈膝向后上方弯曲，同时用同侧手握住脚背，将脚尽量拉向臀部；大腿后面的肌肉抽筋时，可以请他人协助，向前抬高抽筋的腿，使膝部伸直，同时按摩抽筋处的肌肉。

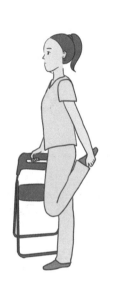

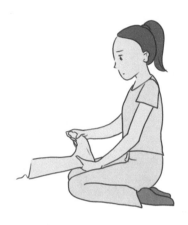

3.小腿抽筋。将抽筋的腿伸直，抢救者抓住其脚尖，慢慢地朝膝盖方向推，并轻轻按摩抽筋处的肌肉。

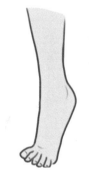

4.脚趾抽筋。将抽筋腿的脚后跟向上抬起，以脚尖站立，使肌肉放松；或由他人协助，将抽筋腿的脚趾向上推，待肌肉放松后，按摩脚掌。

5.手指、手掌抽筋。将手握成拳头，然后用力张开，又迅速握拳。如此反复进行，并用力向手背侧摆动手掌。

ⓘ 注意事项

1.按摩抽筋的肌肉时要轻柔，不要用拍打、叩击等刺激的方法。

2.如果抽筋是由缺水引起的，可让患者饮用清水和一般的电解质饮料。

3.抽筋严重者，需要及时获得医疗救助。

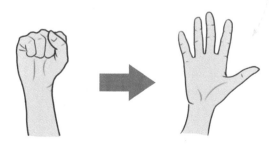

⊕▸支气管哮喘

支气管哮喘发作时，气道会收窄，呼吸变得困难，严重时患者可窒息死亡。哮喘通常发生在气候变化明显的时候，或上呼吸道感染发作时。

病情判断

1.初期可出现喉痒、干咳等前兆，随后多突然发生呼吸困难。

2.患者被迫处于端坐位，喘息，气急，可听到哮鸣音，伴有心跳加快、口唇青紫和窒息感，少数患者以胸痛为主要表现。严重时呼吸受抑制，哮鸣音减弱或消失，血压下降，意识丧失，甚至死亡。

3.哮喘常发作于患者接触烟雾、香水、油漆、灰尘、宠物、花粉等过敏原之后，夜间和清晨是高发时间段。

急救方法

1.立即去除过敏原及诱因，扶患者端坐，安慰患者，消除其紧张、焦虑、恐惧情绪。

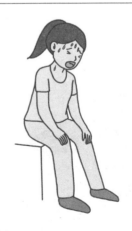

2.让患者保持端坐，身体可微微前倾，必要时给患者吸氧。

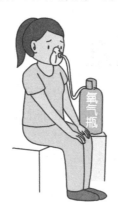

3.喷入平喘药沙丁胺醇气雾剂1~2下，必要时每4小时喷1次。

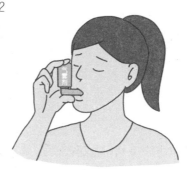

4.如患者昏迷，需保持气道通畅，一旦发生呼吸停止、心脏停搏，应立即做心肺复苏术，并及时拨打120急救电话。

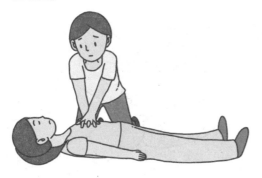

(!) 注意事项

心功能不全、高血压病、糖尿病、甲亢患者及孕妇，慎用沙丁胺醇气雾剂。

⊕ 高血压急症

很多高血压病患者的自主神经系统处于不稳定状态，因此大多具有脾气急、心跳快等特点，尤其是初发高血压病的中年人，情绪稍一激动，血压就会骤升。老年高血压病患者由于对环境适应能力较差，也容易出现血压骤升的情况。

病情判断

1.患者突然出现头痛、头晕、视物不清或失明、恶心、呕吐、心慌、气短、面色苍白或潮红、两手抖动、烦躁不安等症状。

2.严重者可出现暂时性瘫痪、失语、心绞痛、尿混浊，更严重者则可能出现抽搐、昏迷。

3.由于体质和自我感觉存在差异，有的人毫无感觉或仅有轻度心慌、头晕、头痛，有的人则感觉天旋地转、恶心、呕吐、耳鸣、四肢冰冷。

急救方法

1. 立即给患者服用短效降压药，以防意外发生。

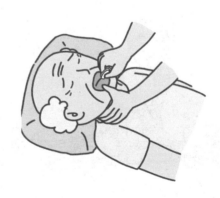

2.安慰患者，使其平静下来，并让其处于半卧位，头部抬高，尽量避光，安静休息。

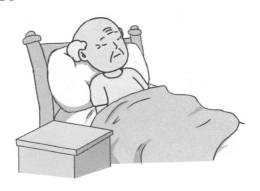

3.若患者神志清醒，且血压仍高，可服用安定或复方降压片 2 片，少饮水。

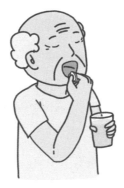

4.若血压未能下降至正常值，尽快送患者到医院进行治疗。

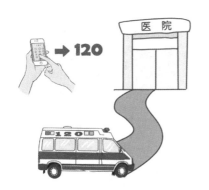

注意事项

1.服药后注意为患者保暖，如果有条件可以吸入氧气。

2.如果患者呼吸道分泌物较多，应及时清理，保持呼吸道畅通。

⊕ 糖尿病急性并发症

糖尿病急性并发症包括糖尿病酮症酸中毒、高渗性非酮症糖尿病昏迷、乳酸性酸中毒昏迷等。糖尿病急性并发症有可能直接威胁患者的生命。

病情判断

1.糖尿病酮症酸中毒患者表现为口渴、多饮、多尿、倦怠无力、食欲减退、恶心、呕吐，少数患者可能有腹痛。严重时，患者呼出的气体中有烂苹果味，心跳加快，血压下降，甚至昏迷。

2.高渗性非酮症糖尿病昏迷患者早期表现为多尿、口渴逐渐加重；晚期因严重脱水会出现少尿、无尿及神经精神症状，如嗜睡、幻觉、癫痫样抽搐及昏迷。

3.乳酸性酸中毒患者有疲乏倦怠、恶心、呕吐、腹痛等症状，严重者出现意识障碍和昏迷。

急救方法

1.出现酮症酸中毒时应及时进行补液及静脉持续小剂量滴注胰岛素，纠正电解质紊乱及酸中毒。

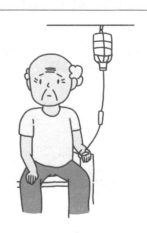

2.高渗性非酮症糖尿病昏迷患者应立即口服补液后到医院进行抢救。患者平时应注意多饮水，不要等到口渴时才喝水。

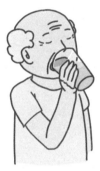

3.乳酸性酸中毒患者应补碱、吸氧及补充小剂量胰岛素。

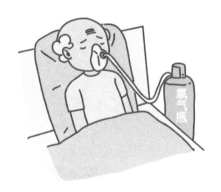

4.出现严重症状者，应及时就医。

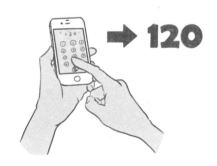

⚠ **注意事项**

1.有严重肝病、肾病及严重心肺功能不全的患者，不要服用双胍类降糖药。

2.自己注射胰岛素时，应在腹部、大腿前外侧、手臂外侧 1/4 部分、臀部轮流注射，不宜重复多次在身体同一部位注射。

晕动病

晕动病是晕车、晕船、晕机等的总称，即乘坐交通工具时出现的出冷汗、恶心、呕吐、头晕等症状。

病情判断

1.本病常在乘坐交通工具数分钟至数小时后发作。起初感觉上腹不适，继而伴有恶心、面色苍白、出冷汗等症状，随即出现眩晕、精神抑郁、唾液分泌增多和呕吐等症状。

2.症状一般在交通工具停止运行或减速后数十分钟内消失或减轻。

急救方法

1.发病时患者宜闭目仰卧，坐位时头部紧靠在固定椅背或物体上，避免较大幅度摇摆。

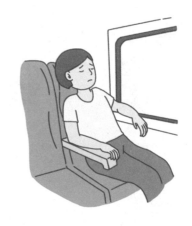

2. 条件允许的话，打开车窗通风。

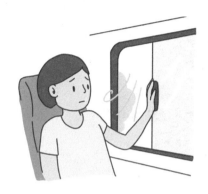

3. 用手掐按患者人中穴、内关穴、合谷穴、足三里穴等。

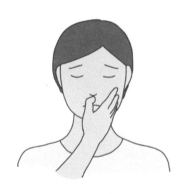

① 注意事项

4. 于太阳穴或人中穴涂清凉油，口服 10 粒人丹或口服 2 ~ 3 毫升十滴水。

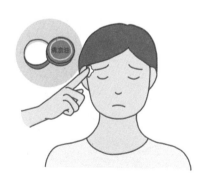

1. 患有晕动症的人在乘车、乘船时可将头靠在背椅上固定不动，以减少加速度的刺激。

2. 可能的话，尽量平卧。

3. 避免不良的视觉刺激，乘车时少往窗外看，更不宜在车内看书，最好闭目养神。

4. 乘车、乘机、乘船前可服用防晕车药。

⊕▶ 心绞痛

心绞痛是冠心病的常见急症之一，是由于供应心脏血液的冠状动脉供血不足导致心肌急剧的、暂时的缺血与缺氧引起的临床综合征。

病情判断

1.心绞痛的症状表现为胸骨后有闷胀痛感，持续 3~5 分钟，常散发到左侧臂部、肩部、下颌、咽喉部、背部，也可能放射到右臂。

2.情绪激动、受寒、饱餐等增加心肌耗氧量的情况，可导致心绞痛发作。这被称为"劳力性心绞痛"，可通过休息和舌下含服硝酸甘油缓解。

3.有些老年人的心绞痛症状不典型，表现为气促、晕厥、虚弱等。

急救方法

1.停止一切活动，安静休息，去除诱因，如精神刺激、焦虑、恐惧等。如因呼吸困难不能平卧，应取半卧位或坐位；如出现血压下降或休克，应取平卧位。

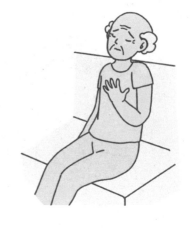

2.解开患者的衣领与腰带，缓解患者的疼痛，并注意保暖。

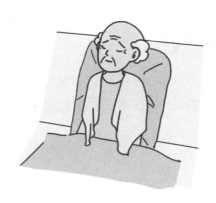

3.立刻舌下含服硝酸甘油片（0.5毫克），也可舌下含服硝酸异山梨酯片（10毫克），一般1～3分钟起效。

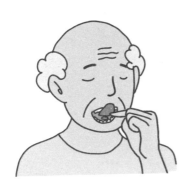

4.如有条件，可给患者吸氧，并及时将患者送往医院或拨打120急救电话。

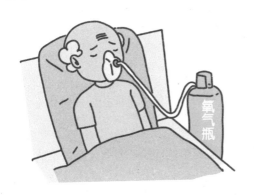

⊙ **注意事项**

1.血压下降、心跳过快或过慢的患者禁止舌下含服硝酸甘油。

2.大多数心绞痛一次发作时间不超过10分钟。如患者经处理后症状没有缓解甚至加重，应怀疑为"急性心肌梗死"，要立即拨打120急救电话。

➕ 脑卒中

脑卒中俗称中风，是指脑部某个区域内病损的血管突然堵塞、梗死或破裂，脑部神经细胞缺乏足够的氧气供给而引起的脑功能障碍。

病情判断

1.脑卒中的临床表现是猝然昏倒、不省人事或突然发生口角㖞斜、半身不遂、语言不清和智力障碍。

2.脑卒中发作前往往有以下前兆：突然出现剧烈头痛、头晕、恶心、呕吐；突然感到一侧肢体、面部、舌头、嘴唇麻木，突然一侧或双侧视力下降，出现耳鸣或听力下降；突然发生短暂的意识丧失；血压突然增高。

急救方法

1.对于意识清醒的患者，现场可检查以下三项。

（1）笑一笑。让患者笑一笑，看患者有无口角㖞斜、不对称，判断有无面瘫。

（2）抬一抬。让患者平举双臂，看有无一侧肢体不能抬起或肢体无力，判断有无偏瘫。

（3）说一说。让患者回答问题或重复简单的句子，看有无言语不清，判断有无失语。

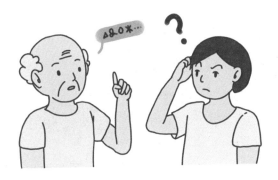

2.卧床休息，勿枕高枕，避免不必要的搬动，尤其要避免头部震动。

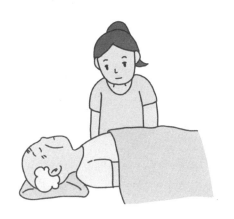

3.保持气道通畅，松开领口，千万不要喂水、喂药。对于昏迷的患者，应采取稳定侧卧位。

4.拨打120急救电话或迅速将患者送入医院。

ⓘ 注意事项

1.发生脑卒中时，不要自行搬动患者，以免造成二次损伤。

2.患者若出现大小便失禁，应就地处理，注意不要移动上半身。

3.给患者保暖，同时密切关注脉搏、心跳。一旦心脏停搏，要立即进行心肺复苏。

⊕ 急性心肌梗死

急性心肌梗死是冠状动脉粥样硬化、血栓形成或冠状动脉持续痉挛，使冠状动脉或分支闭塞，导致心肌持久缺血、缺氧而发生坏死，可并发心律失常、休克或心力衰竭。

病情判断

1.患者发病时，心前区闷胀不适、钝痛，钝痛有时向手臂或颈部放射，伴有恶心、呕吐、气促及出冷汗等症状。女性通常表现为胸部闷痛，而老年人则更多地表现为呼吸困难。

2.急性心肌梗死的临床表现差异极大：有的发病十分快，迅速死亡；有的症状轻微或不典型，易延误就医时间；有的则演变为陈旧性心肌梗死。

3.冠心病患者如果出现了不明原因的晕厥、呼吸困难、休克等症状，都应首先想到可能是发生了急性心肌梗死。

急救方法

1.迅速呼救，并拨打120急救电话。

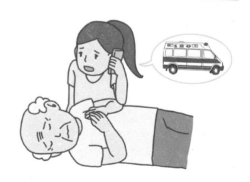

2.安抚患者情绪，使其安静休息，以免增加心肌耗氧，加重病情。

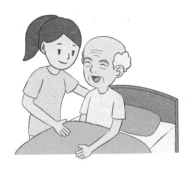

3.卧床休息，不要强行搬动患者去医院，同时解开患者的衣领、腰带。若患者发生休克，应立即撤下枕头，清理口腔中的呕吐物，然后将下颌抬起，使头部后仰。

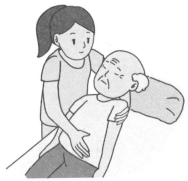

4.有条件者在医生指导下服用阿司匹林等抗血小板聚集药物，以限制心肌梗死的范围。

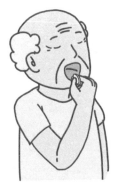

（！）**注意事项**

1.对阿司匹林过敏，或有主动脉夹层、消化道出血、脑出血等病史者，不能服用阿司匹林。

2.在等待医护人员赶来这段时间，密切观察患者的情况，保证患者气道畅通。

第四章

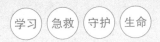

意外伤害的
急救方法

意外伤害是指意外事件导致身体受到的伤害，包括触电、溺水、食物中毒、烧伤、烫伤、冻伤、切割伤等。意外伤害往往发生得较为突然，所以要立即采取正确、有效的急救措施，将伤害程度降到最低，否则可能会让患者留下终身遗憾，甚至失去生命。

⊕ 烧伤

烧伤是各种热源作用于人体后造成的特殊损伤。人们一般习惯于把由开水、热油等液体造成的烧伤称为烫伤。烧伤在家庭的发生率较高，多发于儿童。

病情判断

烧伤的严重程度取决于受伤组织的范围和深度，一般可分为三度。

Ⅰ度烧伤：烧伤皮肤发红、疼痛、有渗出或水肿，轻压受伤部位时局部变白，但没有水疱。

Ⅱ度烧伤：皮肤上出现水疱，水疱底部呈红色或白色，充满液体，触痛敏感，压迫时变白。

Ⅲ度烧伤：伤及皮肤全层，甚至可深达皮下、肌肉、骨骼等。皮肤坏死、脱水后可形成焦痂，创面无水泡，呈蜡白或焦黄之色，触之如皮革，甚至已炭化。由于皮肤的神经末梢被破坏，一般没有痛觉。

急救方法

1. 使患者脱离热源或危险环境，置于安全且通风处。

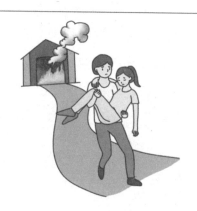

2.尽快用大量冷水冲洗或浸泡创面 20 分钟左右，以中和余热、降低温度、缓解疼痛，但不宜用冰敷，以免血管过度收缩造成组织缺血。

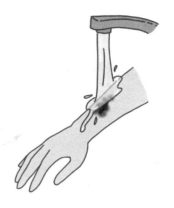

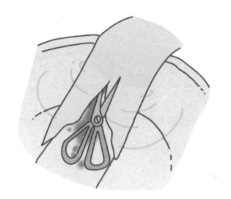

3.小心地剥除没有粘住伤口的衣服（如有粘连，可用剪刀沿伤口周围剪开），以减轻后续伤害。

4.对于三度烧伤患者，应立即用清洁的被单或衣物简单包扎，避免遭受污染和再次损伤，并迅速送往医院救治。

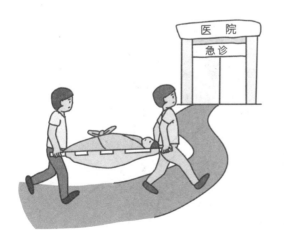

⚠ 注意事项

1.千万不要在创面涂抹牙膏、酱油、黄酱、碱面、草木灰等。这些物质没有治疗效果，反而会造成感染，并给入院后的诊断治疗造成困难。

2.不要将水疱挑破，以免发生感染。

3.严重烧伤患者可出现呼吸困难甚至窒息。对呼吸停止者需要施行人工呼吸。

✚ 擦伤

擦伤是身体与粗糙的物体形成机械摩擦而产生的，以表皮剥脱、翻卷为主要表现的损伤，损伤一般较轻微。

病情判断

擦伤主要是表皮破损，真皮并未受损，伤处可能有出血、擦痕、液体渗出及表皮脱落，属开放性伤口。

急救方法

1. 让患者坐下或躺下，用棉签蘸取酒精或碘伏，轻轻擦受伤部位。

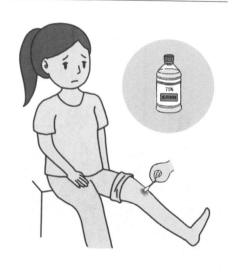

2. 用棉签擦掉伤口及周围部位的污物。

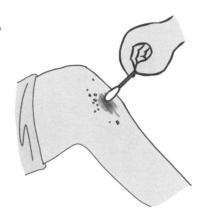

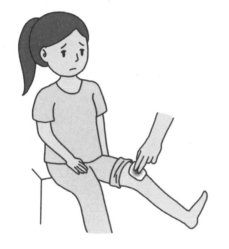

3. 如有出血，可用一块干净的敷料压住伤口，进行按压止血。

4. 将创可贴贴在伤处。创可贴的敷料要足够大，能覆盖伤口及其周围部位。

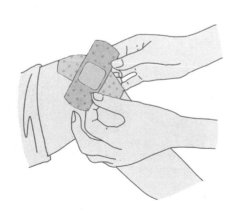

! 注意事项

千万不要用棉花或有絮边、易掉毛的布料覆盖伤口，因为毛絮会粘在伤口上，延缓伤口愈合。

⊕ 挤压伤

挤压伤是身体部位受到压迫，造成肌肉肿胀或神经损伤的一种常见外伤，如手或脚被砖头、石块、门窗、机器或车辆等钝性物体暴力挤压造成的外伤。

病情判断

1.受伤部位表面无明显伤口，可有瘀血、水肿、发绀、尿少、心慌、恶心、神志不清等症状。如四肢受伤，伤处肿胀可能逐渐加重。

2.挤压伤及内脏可引起胃部出血、肝脾破裂出血，可能会出现呕血、咯血甚至休克等症状。

3.石块等长时间挤压导致的"压埋伤"，在挤压解除后可出现以肢体肿胀、肌红蛋白尿、高血钾为特点的急性肾功能衰竭。

急救方法

1.事故发生后，需尽快搬开挤压身体的重物。如果被压时间超过10分钟，则不要轻易搬开重物，以免增加发生休克和内脏出血的风险，应一边安慰患者，一边拨打120急救电话。

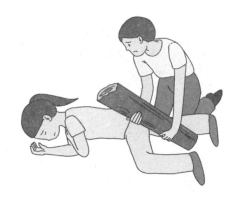

2. 手指和足趾被挤伤后，指（趾）甲下会因血肿呈黑色，可立即用冷水或冰袋进行冷敷，以减少出血、减轻疼痛。

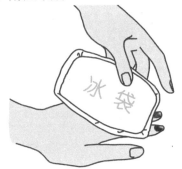

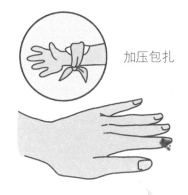

加压包扎

3. 如果有出血，可用手或干净的棉垫用力压住伤口，进行压迫止血，待血止住后再进行包扎。

4. 如果怀疑发生了骨折，可用夹板进行固定后再送往医院，或拨打120急救电话。

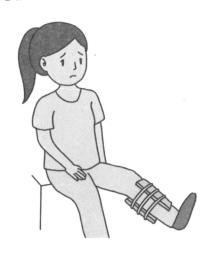

⚠ **注意事项**

1. 在搬运患者的过程中，应尽量减少患者肢体活动，必要时可用夹板固定，并让肢体暴露在流通的空气中，切忌按摩和热敷。

2. 挤压综合征是肢体被埋压后逐渐形成的，因此要密切观察，及时送医。

✚▶切割伤

在日常生活中，切割伤是经常发生的事，如果处理不当，会导致合并感染、发生败血症等。

急救方法

1. 如果流血不止，先进行止血处理。用手指掐住近心端，每10～20分钟放松1次。

2. 如果是伤口很深的切割伤，有可能需要缝针或注射破伤风疫苗，应尽快就医。

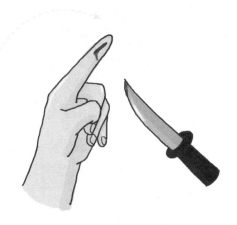

！注意事项

1. 有一种错误的做法是用卫生纸直接覆盖伤口。伤口出血会使卫生纸碎成纸浆糊在伤口内，会给伤口的清理带来困难。

2. 有些低劣卫生纸很不卫生，存在大量致病细菌，很容易引起感染。

日光晒伤

皮肤被阳光晒伤，常常表现为发红、瘙痒、触疼等症状。婴幼儿尤其容易被晒伤。

急救方法

1.将孩子抱到树阴下或凉爽的房间，给其喝凉开水。

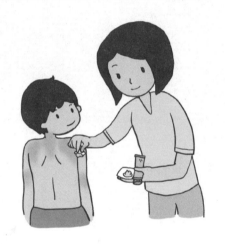

2.用炉甘石药膏或其他治疗晒伤的药物涂擦皮肤，以减轻不适。

⚠ 注意事项

1.外出时涂抹防晒霜，对预防晒伤有帮助。

2.可用生理盐水来冷敷，效果较好。

➕▶ 冻伤

冻伤是软体组织受冻并且局部供血减少时所形成的损伤。一般来说，当皮肤温度降到 –2℃时，就有可能发生冻伤。

病情判断

冻伤按程度可分为四度。

Ⅰ度冻伤：表现为红斑、水肿、皮肤麻痹和短暂的疼痛，皮损可以完全恢复，仅伴有轻度脱屑。

Ⅱ度冻伤：有明显的充血、水肿和水疱，疱液清亮。皮损可恢复，但可能会留有长期的感觉神经病变。

Ⅲ度冻伤：真皮层全层损伤，伴有血疱形成的蜡状、干燥皮肤。

Ⅳ度冻伤：皮肤全层彻底丧失，包括皮肤、肌肉、肌腱甚至骨骼被破坏，可能会导致截肢。

急救方法

1.尽快将患者移至温暖的地方，并用御寒的衣物盖住冻伤部位，可给予热饮。

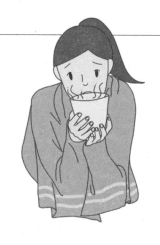

2. 受冻部位不宜立即烘烤或用热水浸泡，未破溃的冻疮可用促进血液循环的药物进行局部揉擦。

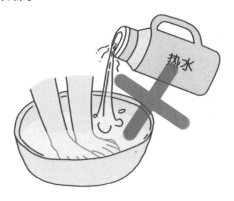

3. 未破溃的部位经以上处理稍微缓解后，可用辣椒煎水进行局部烫洗。

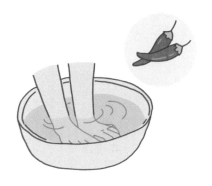

4. 已溃疡时，可用呋喃西林乳膏（规格为 1%）或碘胺嘧啶锌霜（规格为 5%）涂擦并包扎。

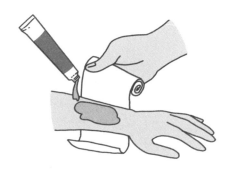

⊙ **注意事项**

1. 如果生活的环境较冷，或需要进入低温环境工作，应在易受冻部位涂擦凡士林或其他油脂类物质，以保护皮肤。

2. 不要让皮肤直接接触大块的冰，以免皮肤被冰"粘住"。家长尤其应告诫孩子注意。

3. 如果脚部发生冻伤，尽量不要行走，以免加重对受冻组织的损害。

猫、狗咬伤或抓伤

猫、狗是家庭中最常见的宠物。一旦被猫、狗咬伤或抓伤，很容易出现感染，甚至染上狂犬病。

病情判断

1.如果被生病的猫、狗咬伤或抓伤，伤口局部会有麻、痒、痛、蚁走感等异常感觉。

2.如果感染了狂犬病，随着时间的推移，主要有如下症状。

早期：出现周身不适、低热、头枕部疼痛、恶心、乏力等酷似感冒的症状。

后期：大脑感染病毒，出现一系列神经兴奋与麻痹症状，包括对声、光、风、痛较敏感，恐水，咽肌痉挛，进行性延髓麻痹，患者可因呼吸循环衰竭而死亡。

急救方法

1.立即用肥皂水不断冲洗伤口，再用大量流动的清水冲洗，至少冲洗15分钟。

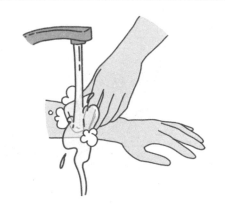

2.用碘伏或医用酒精进行局部消毒。

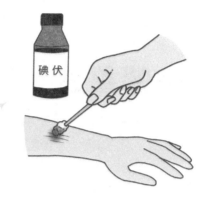

3.不要包扎伤口，应立即前往医院治疗。

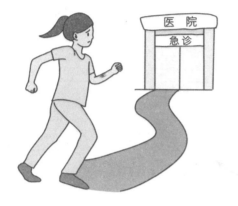

4.通常，患者一般分 5 期注射狂犬病疫苗，分别为被咬伤当日、第 3 日、第 7 日、第 14 日及第 28 日各接种 1 个剂量的疫苗。

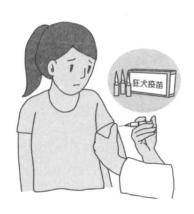

ⓘ 注意事项

1.猫、狗咬的伤口往往外口小、里面深，冲洗时可把伤口充分暴露。冲洗的水流要急，水量要大。

2.遵循先清洗、再止血的原则，不要盲目止血。

⊕ 蜂蜇伤

外出野游时如果被蜂蜇伤，严重的可发生过敏反应，出现荨麻疹、喉头水肿、支气管痉挛等，甚至因过敏性休克、血压下降、窒息而死亡。

病情判断

被蜂类蜇伤，根据症状轻重，患者会出现以下反应。

轻症者：伤口有剧痛、灼热感，有红肿、水疱形成，1~2天自行消失。如被蜇伤多处，可有发热、头晕、恶心、痉挛、晕厥等症状。

过敏者：出现麻疹、口唇及眼睑水肿、腹痛、腹泻、呕吐等症状，可伴有喉水肿、气喘、呼吸困难等。

重症者：出现少尿、无尿、心律失常、血压下降、出血、昏迷等症状，甚至因呼吸系统、循环系统多器官衰竭而死亡。

急救方法

1.被蜜蜂蜇伤，用肥皂水冲洗伤口。被马蜂蜇伤，用食醋冲洗伤口。无法判断时用流动清水冲洗。

2.用消毒针将残留在皮肉内的断刺剔出，以减轻毒性反应。

3.有过敏反应及休克者，应立即将其送到医院治疗。

✚▶ 皮肤被刺扎伤

儿童在玩耍中，有时可能会被刺状物扎进皮肤，如仙人掌刺、图钉、竹签等。

急救方法

1. 用肥皂及温水清洗患处周围的皮肤。

2. 将镊子放在火焰上烧，待冷却后擦掉镊子上面的烟灰。

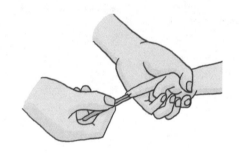

3. 托住患者的手，用镊子尽可能夹住靠近皮肤的刺，从扎进的反方向拔出。

4. 挤压伤口，使之出血，以便将污物带出。将患处清洗一遍，彻底拭干后，贴上创可贴。

ⓘ 注意事项

如果有刺状物生锈、刺入过深、刺状物不能全部取出等情况，应尽快去医院就诊，以免发生感染。

✚▶ 溺水

溺水是口鼻浸没在液体中引起的窒息。若抢救不及时，4 ~ 6分钟即可导致溺水者死亡。

病情判断

1.轻者。落水时间短，口唇及四肢末端出现青紫，面部水肿，四肢发硬，呼吸表浅，出现窒息缺氧症状。

2.重者。落水时间长，1分钟内即出现低氧血症，面色青紫，口鼻腔充满血性泡沫，四肢冰冷，昏迷不醒，瞳孔散大，呼吸停止。

急救方法

1. 有能力下水施救的抢救者，应从溺水者背部靠近，一只手抱住溺水者的脖颈，用另一只手划水。如果溺水者已经处于虚脱状态，抢救者可以靠向溺水者的头部，将其拖拽到岸边。

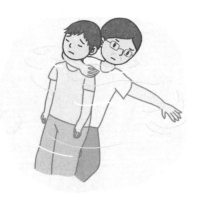

2.迅速将溺水者平放在地面上，头偏向一侧，打开其口腔，清除其口、鼻内的异物，松解其衣领、钮扣、内衣、腰带、背带，保持呼吸道畅通，同时注意保暖。

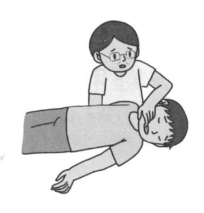

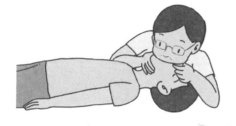

3.对溺水者进行人工呼吸、胸外心脏按压。

4.如果是自己落水，切勿举手挣扎，应仰卧，使头向后，口鼻向上露出水面，呼气浅、吸气深，可勉强浮在水面，等人来救。

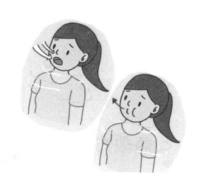

ⓘ 注意事项

1.溺水后容易出现肺炎、心力衰竭等并发症，即使溺水者情况好转，也要及时送往医院进行检查和治疗。

2.未成年人不宜下水救人，应大声呼救并立即拨打110和120求助。

3.抢救者要注意：千万不要让溺水者紧紧抱住自己！万一被抱住，抢救者可以先让自己下沉，等溺水者松手后再进行救助。

⊕ 触电

触电是人体直接接触电源，一定量的电流通过人体，引起全身性或局部性组织损伤与脏腑功能障碍，甚至死亡。触电时间越长，机体的损伤越严重。

病情判断

1.轻者受到惊吓，出现局部麻木、头晕、心悸、面色苍白、四肢无力、惊恐呆滞等症状。

2.重者立即出现昏迷、强直性肌肉收缩、抽搐、心律失常、休克、心跳及呼吸微弱，呈现"假死状态"，即心脏停搏、呼吸停止。电击部位皮肤会产生焦化或炭化，并有组织坏死。

急救方法

1.立即使触电者脱离电源。但需注意方法：（1）如果触电位置距离电源开关或电源插座较近，可立即拉电闸或拔出插头；（2）如果位置较远，可用带有绝缘柄的电工钳切断电线，或用干木板等绝缘物插到触电者身下；（3）如果是漏电的电线直接接触到触电者，可用干燥的衣服、手套、绳索、木板、木棒等绝缘物体，拉开触电者或拨开电线。

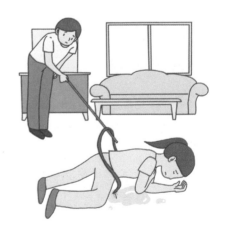

2.如触电者已发生心脏停搏，应立即进行心肺复苏，同时拨打 120 急救电话。

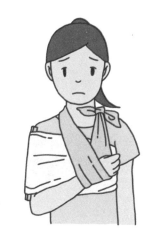

3.如触电者身体出现电灼伤、出血、骨折等症状，应进行止血、包扎、固定等处理。

4.如触电者心跳存在、意识清醒，但有头晕、心慌、全身无力等症状，也应及时拨打 120 急救电话送医院观察，以防 24 ~ 48 小时内发生包括心脏停搏在内的迟发性反应。

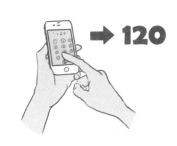

⊕ 注意事项

1.在确认电源已完全切断之前切勿盲目施救，以免造成抢救者不必要的伤亡。

2.如果触电者的衣服是干燥的并且不贴身，可以用一只手抓住其衣服，将其拉离电源。但记住，千万不要触摸触电者的皮肤和鞋子。

3.高压触电的现场救护非常危险。在确定电源已被完全切断之前，任何人都必须远离高压电缆 18 米以上。

➕ 食物中毒

食物中毒是吃了变质的或含有毒素的食物，引发的消化系统、神经系统及全身中毒的急性病症。食物中毒又可分为细菌性食物中毒、真菌性食物中毒、化学性食物中毒，其特点是潜伏期短，突然发作。

病情判断

患者出现恶心、呕吐、腹绞痛、腹泻等症状，腹泻时，大便可能带血或黏液。患者伴有头痛、发热、脉搏细弱、血压降低、脱水等症状，严重者会出现休克、呼吸困难、昏迷，甚至死亡。

急救方法

1.用手指伸向喉咙深处，刺激咽后壁、舌根进行催吐。

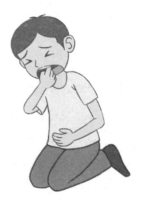

2.不可自行乱服药物，应立即送往医院抢救。

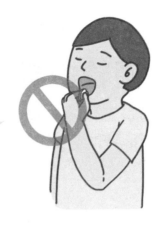

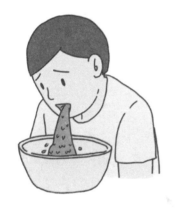

3.去医院时，带上怀疑为有毒食物的样本，或者保留呕吐物、排泄物，供化验使用。

4.如果患者中毒较轻，神志清醒，可以多饮温开水、葡萄糖水或稀释的果汁，避免喝奶制品或吃油腻的食物。

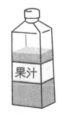

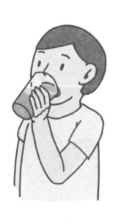

ⓘ **注意事项**

如果患者出现呼吸困难甚至呼吸停止，应立即进行心肺复苏。

⊕ 酒精中毒（醉酒）

酒精（乙醇）中毒俗称醉酒，是指一次性饮酒过量，产生了中枢神经系统的兴奋及抑制状态，导致呼吸、循环系统功能紊乱，重者可因呼吸中枢麻痹而死亡。

病情判断

急性酒精中毒的表现可分为三期。

（1）兴奋期：眼部充血，面部潮红或苍白，头晕，呕吐，言语增多，言语含糊不清，出现暴力行为。此期血液中酒精浓度为0.5～1.5克/升。

（2）共济失调期：动作笨拙，步态不稳，语无伦次，血压增高，嗜睡。此期血液中酒精浓度为1.5～2.5克/升。

（3）昏迷期：意识不清或丧失，面色苍白，皮肤湿冷，口唇微紫，心率增快，血压下降，瞳孔放大，重者抽搐，昏迷，大小便失禁，呼吸衰竭，甚至死亡。此期血液中酒精浓度为2.5克/升以上。

急救方法

1.兴奋期与共济失调期的醉酒者，取侧卧位休息，保持安静。此时体温降低，应注意保暖。

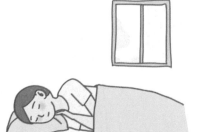

2. 吃些梨子、橘子、西瓜、萝卜等食物，有一定的解酒作用。

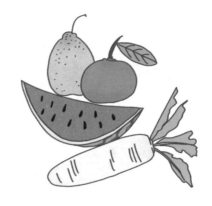

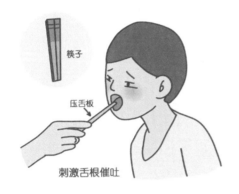

筷子

压舌板

刺激舌根催吐

3. 兴奋期和共济失调期可以催吐，减少机体对酒精的吸收。昏迷期禁止催吐或口服洗胃，以免出现窒息。

4. 必要时要拨打 120 急救电话。如醉酒者呼吸停止、心脏停搏，应立即进行心肺复苏。

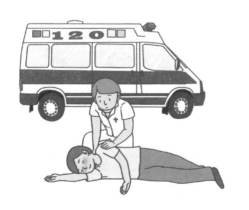

！注意事项

1. 当醉酒者出现昏睡不醒、抽搐、呼吸微弱等症状时，已不宜自行救护，应立即送往医院救治。

2. 不要接近有暴力倾向的醉酒者，必要时报警协助。

⊕ 煤气中毒（一氧化碳中毒）

煤气的成分主要是一氧化碳。一氧化碳与血红蛋白的亲和力，高于氧与血红蛋白的亲和力，所以一氧化碳极易与血红蛋白结合，使血红蛋白丧失携氧的能力和作用，造成组织窒息，对全身组织细胞有毒性作用，对大脑皮质影响最为严重。

病情判断

煤气中毒，按照症状的轻重通常分为三度。

（1）轻度中毒。主要症状有头晕、头痛、头胀、耳鸣、恶心、呕吐、心悸、乏力、嗜睡等。此时若能脱离中毒环境，吸入新鲜空气即可缓解。

（2）中度中毒。除上述症状外，还表现为面色潮红，口唇呈樱桃色，脉搏增快，瞳孔对光反射迟钝，呼吸、血压发生变化，昏迷。此时如能及时抢救，亦可恢复。

（3）重度中毒。出现深昏迷，各种条件反射减弱或消失，肌张力增高，大小便失禁，呼吸表浅，血压下降，瞳孔缩小、不等大或扩大，可发生脑水肿、肺水肿、应激性溃疡、休克，甚至死亡。

急救方法

1.抢救者爬行进入室内，立即打开门窗通风，同时将患者以爬行法转移至空气新鲜且流通较好的地方。

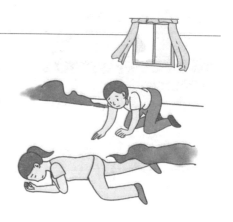

2. 如果患者昏迷，应将其摆放成稳定侧卧位，保持气道畅通，注意保暖。

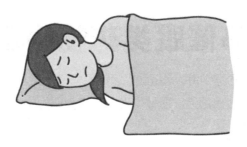

3. 立即给中、重度中毒患者吸入高浓度氧气，在昏迷或抽搐患者头部放置冰袋。

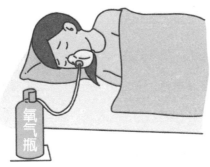

4. 立即拨打 120 急救电话，或将患者送至具备高压氧治疗条件的医院。

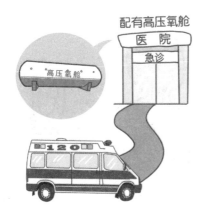

ⓘ 注意事项

1. 一氧化碳的比重比空气的比重小，抢救者必须爬行进入现场，以防自己中毒。

2. 在医生赶到之前，已被转移至安全环境的患者如果呼吸停止，应立即进行心肺复苏。

3. 中毒较轻的患者，应注意保暖，可给含糖热饮。

⊕ 镇静催眠类药物中毒

镇静催眠类药物中毒，是指服用该类药物的剂量超过标准而引起的中毒，包括意外或蓄意过量服用。急性中毒的患者表现为中枢神经抑制症状，严重者可能死亡。

病情判断

镇静催眠类药物中毒可分为轻度、中度和重度。

（1）轻度中毒。嗜睡，判断力及定向力出现障碍，步态不稳，言语不清，可出现眼球震颤。

（2）中度中毒。出现浅昏迷，呼吸浅慢，血压仍正常。

（3）重度中毒。出现深昏迷，瞳孔缩小，肌张力增高。晚期全身肌张力下降，瞳孔散大，对光反射迟钝，呼吸浅慢不规则，脉搏细弱，血压下降出现休克，甚至死亡。

急救方法

1. 检查患者的呼吸、心跳和脉搏。

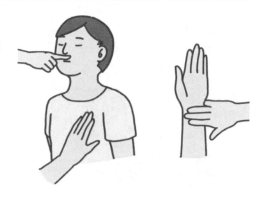

2.对未昏迷者，应立即进行催吐或洗胃。

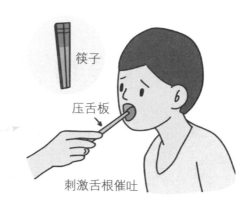

筷子

压舌板

刺激舌根催吐

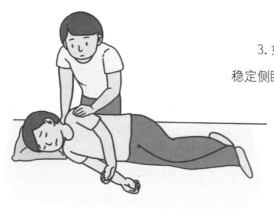

3.如果患者昏迷，应将其摆放成稳定侧卧位，保持呼吸道畅通。

4.必要时及时拨打 120 急救电话。

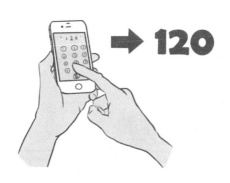

→ 120

⊕ **注意事项**

1.采集患者呕吐物或胃内首次洗出液、尿液、药瓶及残留药物等材料，带去医院。

2.严禁对昏迷者进行催吐和洗胃。

⊕ 吸入异物

吸入异物是常见的凶险性意外事故，7岁以内儿童多见。当小儿口中含物说话、哭笑或剧烈活动时，容易将口含物吸入气管，引起气管阻塞，导致窒息。

病情判断

患者的病情视异物性质和梗阻程度而异。

（1）起病急骤者：可因异物突然经喉进入气管，呼吸道黏膜受刺激而出现剧烈呛咳、喘鸣。

（2）异物卡在喉部者：除上述症状外，多伴随声音嘶哑、失声、呼吸困难和面色青紫等症状，严重者如不及时治疗，可能会因呼吸道阻塞而窒息死亡。

（3）异物继续下滑者：上述症状可能减轻或消失，继而因异物在局部停留稍久，刺激局部并堵塞支气管，分泌物不能排出，患者会出现咳嗽加剧，有时会伴随发热、呼吸困难、咳脓痰或咯血等症状。

急救方法

1.拍背法：让患者趴在抢救者膝盖上，头朝下，托其胸，拍背部使其咳出异物，也可将患儿倒提拍背。

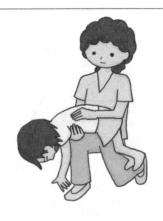

2.催吐法：用手指伸进患者口腔，刺激舌根催吐。此法适用于排出较靠近喉部的气管异物。

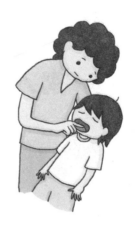

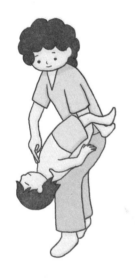

3.迫挤胃部法：抢救者抱住患者腰部，用双手食指、中指、无名指压其上腹部，用力向后上方挤压，压后放松。重复而有节奏地进行以上动作，以形成冲击气流把异物排出。

4.如果上述方法未奏效，应尽快将患者送往医院。如患者呼吸停止，则给予口对口人工呼吸。

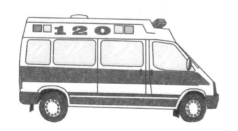

⊙ **注意事项**

1.不要盲目用手指挖取患者口中的异物。尝试一分钟仍无法取出异物时，应及时求救。

2.常见吸入的异物，有花生米、瓜子、枣核、小玩具、果冻、钮扣、硬币等。家长应将这些物品存放在孩子不容易拿到的地方。

⊕ 异物入眼

常见的入眼异物有小飞虫、沙尘、睫毛等，一般没有明显的危害。会造成较严重伤害的异物有锐器、碎石、玻璃碴、腐蚀性液体等。

病情判断

异物入眼主要会有以下不适症状：眼痛，眼部有灼热感，流泪，眼睛发红、对光敏感，眼部有异物感，视力减退等。

急救方法

腐蚀性液体（家用清洁剂、洗厕剂等）入眼

1. 尽快用大量清水冲洗受伤的眼睛。

2. 冲洗时不要让水溅到患者未受伤的眼睛上，也不要溅到抢救者的身体上。

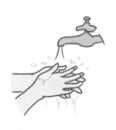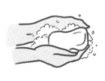

3. 冲洗后，用干净纱布盖住受伤的眼睛，及时送往医院治疗。

可去除的异物（沙尘、睫毛等）入眼

1. 抢救者用肥皂和清水洗净自己的双手，并擦干。

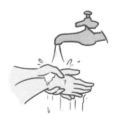

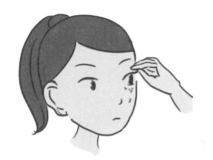

2.把患者的上眼皮轻轻卷起，拉起下眼皮，找到小异物并猛吹一口气，将异物吹走。

3.如果异物没有去除，可用容器将干净的水倒入患者张开的眼中，冲走异物。

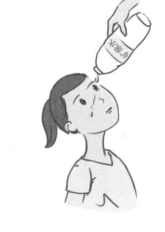

4.如上述方法均未奏效，切勿再尝试处理。要用干净纱布轻轻盖住患者的眼睛，尽快去医院治疗，途中尽可能保持仰卧。

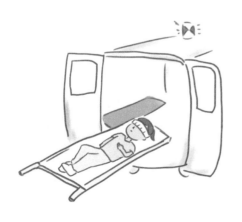

(!) **注意事项**

1.如小昆虫、沙尘等进入眼内，多数会黏附在眼球表面上，切忌用手揉擦，以免眼角膜受损。

2.如果是较大的坚硬物嵌入眼角膜，切勿进行任何形式的去除，应立即送往医院治疗。

⊕ 鱼刺卡喉

吃鱼时，不慎将鱼刺卡在咽部、食管的情况经常发生。较小、较软的鱼刺，有时随着连续的吞咽动作会自然地滑下。如果鱼刺较大或吞咽后没有排出，就需要采取一定的急救措施。

急救方法

1.如果感觉局部疼痛，可令患者张开嘴，用小勺将舌头压低，再用手电筒照亮咽部察看。

2.仔细检查咽部，如果发现鱼刺，用镊子夹出即可。如果看不到鱼刺，应及时去医院治疗，切勿自行尝试其他方法。

⊙ 注意事项

1.千万不能让患者囫囵吞咽大块馒头、烙饼、米饭等食物。这样做有可能使鱼刺更加深入，不易取出，甚至导致邻近的血管被刺破出血，造成邻近组织的感染。

2.有人认为醋能软化鱼刺，此说法并未得到证实。而且喝醋并不能使醋浸泡鱼刺，因而不太可能起到软化鱼刺的作用，故不宜使用此法。

⊕▶ 勒颈窒息

在系绳、藤条比较多的地方，调皮贪玩的孩子有时会因乱跑而导致颈部被勒住。被勒住的孩子胡乱挣扎，就可能导致窒息的发生。

急救方法

1.立刻取下勒在孩子颈上的系带。

2.将两个指头放在其颌骨处，抬高下颌；另一只手放在前额处，让头向后仰，使呼吸道畅通，并倾听呼吸音 10 秒钟以上。

3.如果孩子有呼吸，应将其摆成恢复体位；如果没有呼吸，应准备实施心肺复苏，并让人打 120 急救电话。

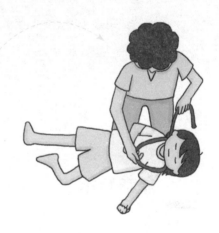

ⓘ 注意事项

1.如果孩子是被吊起来的，解开绳子的同时要托起他的身体。

2.等待救护车的同时，继续检查孩子的呼吸与脉搏。

⊕ 眼部外伤

眼睛是人体暴露在外的器官，稍不注意就会遭受外伤，如由飞物、拳头、树枝等造成钝性外力撞击，或由锐器或高速飞溅物穿破眼球壁，引起眼组织不同程度的损伤及生理功能紊乱。

病情判断

1.轻者表现为眼部疼痛、畏光、流泪，眼睑水肿，球结膜下出血。

2.重者可能出现眼球出血、瞳孔散大或变形、晶体脱位、视网膜水肿、视神经挫伤。伴有头痛、头晕，出现视物模糊或复视症状，甚至失明。

急救方法

1.询问或检查患者眼内是否有异物，如有异物可用温水冲洗。冲洗后，患者不要用手揉眼睛。

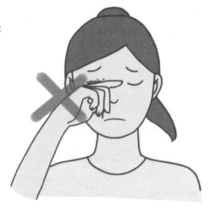

2.轻者早期可冷敷，48 小时后改为热敷。

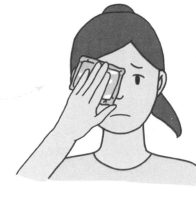

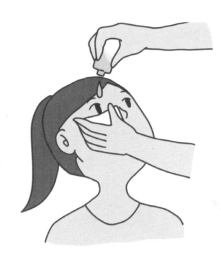

3.可滴消炎眼药水，预防感染。

4.用干净纱布盖住受伤眼部，及时到医院进行治疗。

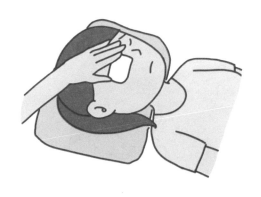

⚠ 注意事项

1.用温水冲洗无法清除眼内的异物时，应立即用干净纱布覆盖眼部，前往医院诊治。

2.若伤情较严重，出现眼球出血、瞳孔散大或变形等症状，应用清洁的纱布将眼部包扎起来，并快速送往医院抢救。

⊕ 口腔外伤

外力的作用极易导致口腔软、硬组织受伤。这个部位血管丰富、神经密集，受伤后不但疼痛明显，而且容易发生继发性感染。遭受猛烈的外力冲击或突然咬到硬物，还有可能导致牙齿断折或脱落——这被称为牙折。

病情判断

1.口腔出血：创伤较重时很容易发生复合伤，且由于口腔、鼻腔等存有大量细菌，也容易并发感染。严重时，患者有可能发生休克。

2.牙折：牙齿因外力作用发生不同程度的折断，多见于儿童，其中以上前门牙最为常见。多发生在运动时相撞或突然跌倒，上、下牙由于外力直接碰到硬物而发生损伤。

急救方法

1.患者取坐位，在胸前放一个较大的容器，让患者将头垂在容器上方，便于口腔内的血液和分泌物滴在容器里。

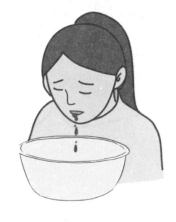

2.将一块棉垫盖在伤口上，用大拇指和食指捏住约10分钟，进行压迫止血。

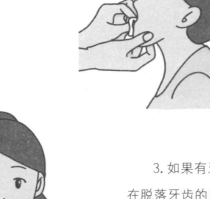

3.如果有牙齿脱落，可将棉垫压在脱落牙齿的牙床上。注意，棉垫必须高于相邻的牙齿。

4.让患者用自己的手托住下颌，同时咬住棉垫，并立即去医院。

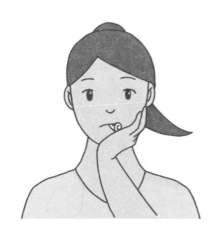

⊘ **注意事项**

口腔出血时不要漱口，以免影响血液凝固。

✚ 头部外伤

头部外伤多由锐器或钝器伤害所致，裂口大小各异，深度与宽度不一，创伤边缘可能整齐也可能不整齐，有时也会伴有皮肤挫伤。

病情判断

1.患者可能会出现暂时性意识丧失或部分意识丧失，伴有面色发白、皮肤湿冷、呼吸浅缓细弱、脉搏跳动较快等症状。

2.患者意识恢复后，可能想不起发生过的意外，只感觉头痛欲裂，并出现恶心、反胃、呕吐等症状。

急救方法

1. 若头部外伤的出血量比较大，首先应止血。用一块比伤口大的干净棉垫或消毒纱布覆盖伤口，稍微用力按压止血。

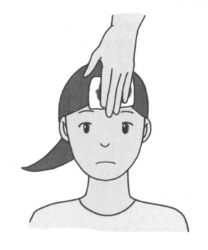

2.止血后，在伤口处垫一块敷料，再用绷带将敷料固定包扎，不宜过紧。

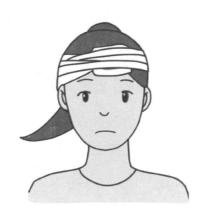

3.让患者平卧，将头部和肩膀稍微垫高，观察病情变化。

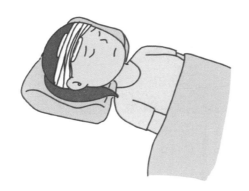

4.若患者病情严重，要及时拨打120急救电话。

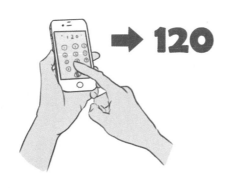

（！）注意事项

1.处理伤口后，若伤口依然血流不止，可用手再次按压伤口，或者使用指压动脉止血法止血。

2.有时头部遭受强力冲撞后没有形成外伤，但有可能造成脑震荡，患者会感到眩晕、恶心。此种情况最好及时去医院检查治疗。

胸部外伤

胸部受伤后，患者常出现呼吸困难、气胸、休克等并发症，需要根据具体情况进行及时处理。处理胸部外伤的关键是密封伤口，防止空气进入胸腔。

病情判断

根据损伤的性质不同，胸部损伤可分为钝性伤和穿透伤。

钝性伤：由减速性、挤压性、撞击性或冲击性暴力所致，多有肋骨或胸骨骨折，但多数患者不需要开胸手术治疗。

穿透伤：由刃器或锐器所致。器官组织裂伤所致进行性血胸是患者死亡的主要原因，部分穿透性胸部损伤患者需进行开胸手术治疗。

急救方法

1. 一边用手掌盖住伤口，一边扶患者躺下，呈半卧位，垫起上半身。

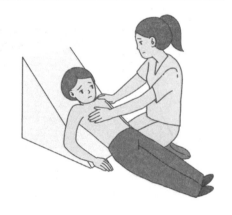

2.支撑好患者的背部后，用无菌纱布或干净的棉垫盖住伤口，并用胶布固定。

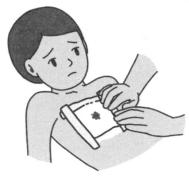

3.用比包扎纱布更大的保鲜膜覆盖在伤口上，用胶布固定其上、左、右三条边。

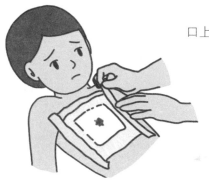

4.将患者摆成半侧卧位（上半身依然被垫起），靠近伤侧的半边身子朝下，并在身下垫上软垫。

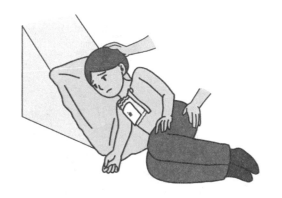

（!）注意事项

1.如果伤情较重，应第一时间寻求专业医护人员的帮助。

2.对神志不清的患者，应密切关注其呼吸和脉搏。如患者发生呼吸和心跳停止，应立即实施心肺复苏。

3.无论伤情严重与否，现场处理后都应及时将伤者送入医院治疗。

✚▶腹部外伤

多数腹部外伤同时伴有严重的内脏损伤。如果伴有腹腔脏器或血管实质损伤，患者可能会因大出血而死亡。也可能会发生严重的腹腔感染而威胁生命。

病情判断

1.以下原因可能导致腹部外伤：撞击，压砸，锐器刺伤，吞食金属类异物，从高处坠落，剧烈爆炸引起的气浪、水浪的冲击，化学物质（如强酸、强碱或毒物）腐蚀。

2.腹痛：患者腹部有压痛、反跳痛，疼痛较重且呈持续性、进行性加重的趋势，同时伴有恶心、呕吐等症状。

3.休克：早期一般是疼痛和失血造成，晚期一般是感染导致。

4.感染：患者可出现高热、寒战、血液中白细胞升高等感染表现。

急救方法

1.让患者平躺在地上，用软靠垫、枕头、背包、卷起的外套等垫高患者的膝关节处，使其双膝自然弯曲。

2.用一大块无菌敷料盖住伤口。如果患者咳嗽或呕吐，就压住伤口片刻；如果肠子等内脏外露，先用无菌保鲜膜盖上，再放敷料，切勿自行将内脏塞入体内。

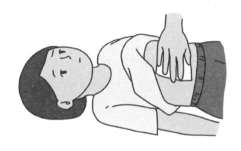

3.用胶布轻轻地固定住敷料，观察患者有无休克体征，并立即拨打120急救电话。

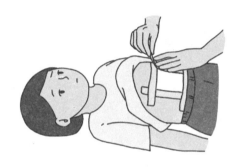

4.在等待医生到来的这段时间，如果患者心跳和呼吸停止，应立即进行心肺复苏。

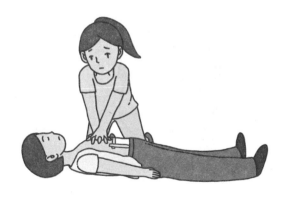

① 注意事项

1.以最快的速度拨打120急救电话，获得医生的帮助。

2.在进行现场急救时，要不断安慰患者，缓解其紧张情绪。

3.抢救者全程都应密切关注患者的呼吸和脉搏，随时准备进行心肺复苏。

耳部外伤

常见的耳部外伤，有挫伤、切伤、咬伤、撕裂伤、冻伤和烧伤等。使用利器（火柴杆、发夹和毛线针等）挖耳，外耳道压力急剧变化（震动、高位跳水、打耳光等），以及车祸、坠跌等均有可能引起耳部外伤。

病情判断

1.耳廓伤：挫伤有皮下瘀血、血肿；撕裂伤有皮肤撕裂，软骨破碎，部分或完全切断。早期伤口出血，会出现局部疼痛；合并感染后，会出现急性化脓。

2.外耳道外伤：皮肤肿胀、撕裂、出血。

3.中耳外伤：流血、耳聋、耳鸣、耳痛，偶有眩晕。

4.内耳外伤：轻者出现耳聋、耳鸣、眩晕、恶心、呕吐等症状；重者耳内出血，鼓膜呈蓝色，流出淡红色血液或清亮液体。

急救方法

1.患者发生耳内出血，应帮助其呈半侧立位，将头倾向患耳一侧，让血流出。

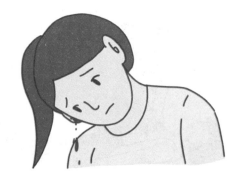

2.血流出后，用一块湿棉垫垫在患耳上，并用绷带轻轻包扎好，注意不要塞住外耳道。

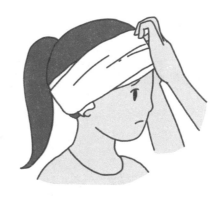

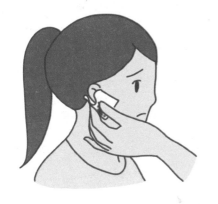

3.如果是耳廓出血，并可见明显的伤口，可用一块干净的棉垫压住伤口10分钟止血。

4.止血后，用无菌敷料盖在耳廓上，并用绷带轻轻地包扎好。

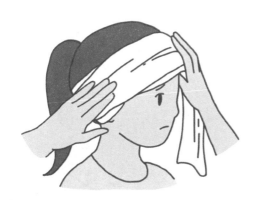

① 注意事项

1.耳部外伤常合并颅脑外伤、颌面外伤等，应注意观察患者的神志、呼吸、心跳、脉搏、瞳孔是否正常。

2.如果从耳内流出的是稀薄的液体分泌物，则有可能是头部受伤，需要立即去医院就诊。

✚ 踝关节扭伤

踝关节处肌肉薄弱、负重大，人们在奔跑、跳跃、运动、劳动等活动时容易将其扭伤。

病情判断

1.踝关节扭伤极易判断，包括足内翻所致和足外翻所致两种。前者较为多见，主要表现为踝关节外侧副韧带不同程度的损伤；后者较少发生，主要表现为踝关节内侧副韧带损伤。

2.受伤部位局部可出现不同程度的疼痛，压痛明显，关节活动不灵活，肿胀，皮肤青紫，严重者可出现骨折、骨头变形等。

急救方法

1.立即停止运动，取坐位或卧位。同时可用枕头、被褥、衣物、背包等把足部垫高，促进静脉回流，从而减轻肿胀和疼痛。

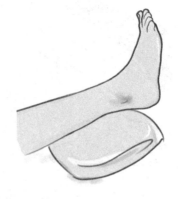

2.立即用冰袋或冷毛巾敷扭伤局部，使毛细血管收缩，以减少出血或组织液渗出，从而减轻疼痛和肿胀。

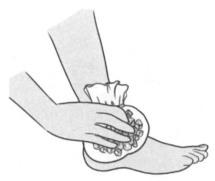

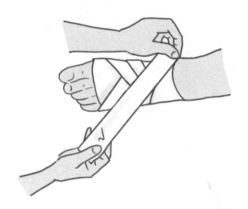

3.冷敷后，用绷带、折叠成条带的三角巾等布料做踝关节"8"字形加压包扎，使受伤的外踝形成足外翻，或者使受伤的内踝形成足内翻，以减轻疼痛。

4.把患者送往医院进一步诊断治疗。

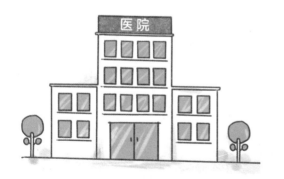

⚠ 注意事项

1.受伤后 48 小时内，可每隔 2 ~ 3 小时冷敷 1 次，每次 15 ~ 20 分钟，至皮肤感觉到发麻即可。

2.切忌推拿、按摩受伤部位。

⊕▶肌肉拉伤

肌肉拉伤，是肌肉在运动中急剧收缩或过度牵拉引起的损伤，在长跑、引体向上和仰卧起坐时容易发生。轻者仅少许肌肉纤维扯破或肌膜分裂，重者可出现肌肉撕裂，甚至断裂。

病情判断

1.受伤局部疼痛，压痛明显，活动时加剧。

2.肌肉可出现肿胀或剧烈痉挛，有瘀伤出现。

3.发生肌肉断裂时，有肌肉的部位可能出现不规则的隆起或凹陷。

急救方法

1.让患者以最舒适的姿势休息。

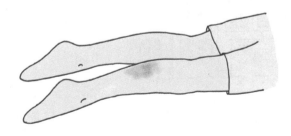

2.用冷水或冰袋敷在伤处，以减轻
肿胀和疼痛。

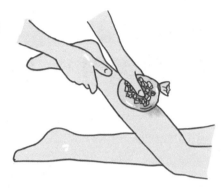

3.用较厚的软垫包裹住受伤部位，
并用有弹性的绷带包扎伤处。

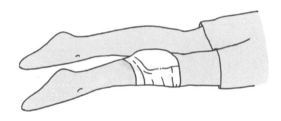

4.把受伤部位抬高至心脏水平位置，可
减少肿胀和瘀伤症状。

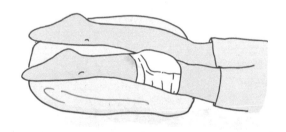

(!) **注意事项**

　　肌肉拉伤严重者，
如腹肌或肌腱拉断者，
应抓紧时间去医院做手
术缝合。

⊕▶ 利器扎入身体

利器扎入身体，首先不要惊慌，不要让患者活动，更不要拔除利器，以免引起大出血。抢救者要尽量采取固定措施，使利器保持相对稳定，避免继续深入，防止损伤加重。

病情判断

1.利器扎入身体，伤口一般会立即出血。如果血液喷涌而出，说明扎入的部位有大血管，情况较危急。

2.如果利器扎入较深，还有可能造成人体脏器损伤。例如：利器扎入胸背部，易伤及心脏、肺、大血管等器官；利器扎入腹部，易伤及肝、脾等器官；利器扎入头部，易伤及脑组织。

急救方法

1.如果家里有绷带，可在利器两侧各放置一卷绷带。如果没有绷带，可将毛巾折叠成合适大小代替。

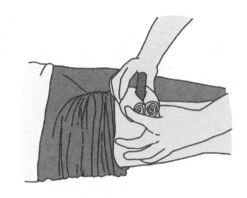

2.用绷带做"8"字加压包扎，也可将三角巾折叠成条带状，在中间剪一大小合适的豁口，从上往下套住利器，再做加压包扎。

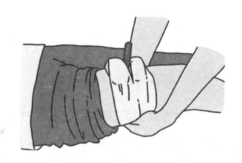

加压包扎　　　止血带

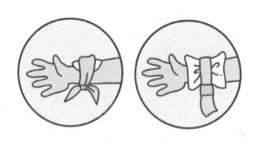

3.如不小心将利器拔出，应立即压迫出血部位进行止血，然后加压包扎。如果出血严重，可结扎止血带。

4.立即拨打120急救电话。

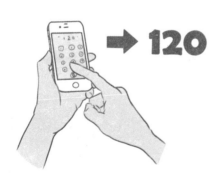

⟶ **120**

(!) **注意事项**

利器处理完毕之后，应注射破伤风疫苗，或遵医嘱。

⊕ 异物入耳

异物入耳会阻塞耳道，引起疾病，多见于儿童。要加强对儿童的看管和教育，避免其打闹时将异物塞入耳中。此外，有些人喜欢用棉花棒清洁耳朵，有可能会在耳内留下棉絮。野外环境中，一些昆虫也有可能爬入耳中。

病情判断

患者会出现耳鸣、耳痛、耳内瘙痒、听力下降、眩晕、反射性咳嗽等症状。

急救方法

1. 如果是昆虫入耳，抢救者可一手拉起患者的耳廓，另一手拿手电筒照着耳道，吸引昆虫爬出来；或者用 37℃ 的温水灌入耳中，令昆虫逃出或浮出。

2. 如果是沙土等固体异物入耳，可让患耳向下，用手轻轻地拍打另一侧耳廓，使其掉出。

3. 如以上方法均未奏效，应立即送到医院治疗。

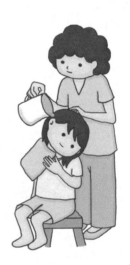

① 注意事项

如果是球形异物进入耳道，不要用镊子取，以免在取的过程中滑脱，反而将异物送入耳道深处。

第五章

学习 急救 守护 生命

特殊人群的
急救方法

　　本章着重介绍少儿、孕产妇、老人等家庭特殊成员的常见病症及突发情况的急救方法，认真学习有助于在紧急关头守护家人的生命和健康。

⊕▶ 小儿发热

当孩子的体温超过正常值即 37.3℃时，就表示孩子发热了。发热通常由感染引起。如果孩子发热伴随有剧烈的头痛，可能是脑膜炎。中度发热对身体损害不大，但如果体温超过 40℃，就会很危险。

病情判断

1.诊断：体温升高，面色苍白，发冷，出皮疹，随着病情发展出现寒战、皮肤灼热潮红、全身酸痛、出汗、头痛等症状。

2.并发症：脱水及酸碱平衡紊乱（多见于平时有营养不良症状的婴幼儿），热性惊厥，脑水肿。当孩子出现40℃以上高热时，必须紧急处理。

急救方法

1.量体温。抬起孩子的手臂，将体温计的水银端夹在其腋下，将其手臂贴紧胸部。使用数字体温计比较方便。

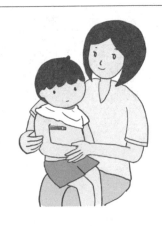

2. 让孩子躺下，但不要盖毯子。让其大量饮水，帮助其降温。

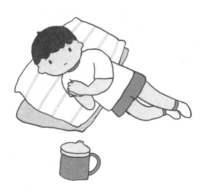

3. 可以给孩子服用规定量的对乙酰氨基酚（扑热息痛）糖浆，帮助其降温。

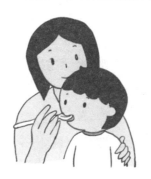

4. 如果孩子的体温在 39℃以上时，可用温水自上而下擦拭其身体。

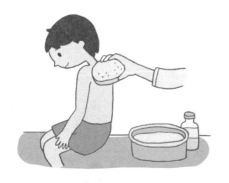

! 注意事项

1. 孩子发热时，体内水分的流失会加快，因此宜多饮用温水、果汁。

2. 让孩子尽量避免穿过多的衣服或盖厚重的棉被，因为这样身体不易散热，会加重发热带来的不适。

⊕ 小儿高热惊厥

小儿高热惊厥的发生是由于大脑发育不完善，对刺激的分析、鉴别能力差，较弱的刺激就可使大脑运动神经元异常放电，引起惊厥。多见于 6 个月至 5 岁之间的儿童。

病情判断

1. 高热，体温急速上升，在38℃以上，多为39~40℃。

2. 一般在发热后24小时内出现抽搐现象，而且常在高热急速上升时出现，通常有以下表现：突然尖叫，失去意识，眼球上翻、凝视或斜视，口唇青紫，口吐白沫，牙关紧闭，面部及手脚不停地抽动，或者突然全身松软无力，严重者大小便失禁。持续时间从数十秒到数十分钟不等。

急救方法

1. 立即将患儿平卧在通风凉爽处，脱去厚衣物，解开衣扣、腰带，头侧向一边，清理口腔异物，保持气道通畅，有条件者可吸氧。

2. 可用物理方法降温，如用冷毛巾敷在患儿前额、腋下、肘窝、腹股沟处。

3. 如患儿呼吸停止，应立即进行口对口人工呼吸，并拨打120急救电话。

⊕ 小儿体温过低症

小儿体温下降到 35℃ 以下时，就会发生体温过低症。小儿体温下降到 27.8℃ 以下，就会发生重度体温过低症——这是很危险的。小儿发生这种情况，通常是因为在寒冷的室外停留时间过长，或者掉进冰水里。

急救方法

1. 如果孩子能行走，可让其洗一个热水澡。当其肤色恢复正常时，扶其出来，迅速擦干身体，并用厚浴巾或毯子包裹住。

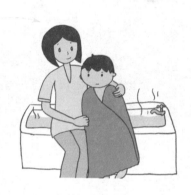

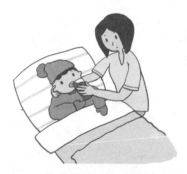

2. 给孩子穿上温暖的衣服，盖上厚毯子，卧床休息。要保证房间暖和，还可以给孩子喝热水或热可可之类的热饮。

⊘ 注意事项

1. 不要让孩子独处，除非孩子的体温和皮肤颜色已经恢复正常。
2. 不要直接将热源如热水袋贴近孩子的皮肤，必须逐渐给孩子复温。

⊕▶ 小儿水痘

水痘是由水痘带状疱疹病毒引起的急性传染病，多见于小儿。发病时皮肤黏膜上会分批出现斑疹、丘疹、水疱和痂疹，常发于冬末春初。该种病毒通过直接接触或飞沫、空气传播。

病情判断

1. 任何年龄的人均可感染水痘。相对来说，学龄前儿童发病较多。

2. 轻症患者痘形小而稀疏，颜色红润，疱内浆液清亮，伴有轻度发热、流涕等症状；重症患者痘形大而稠密，颜色赤紫，疱浆较混浊，伴有高热、烦躁等症状。

急救方法

1. 发现水痘患儿应及时送医院就诊，做好隔离。应注意让其卧床休息，勤洗手，将其指甲剪短，避免其抓破皮疹引起继发感染。

2. 患儿应注意饮食调养，多吃清淡、易消化的食物，多喝开水，忌食辛辣、油腻食物。

3. 主要是对症处理。如瘙痒较重，可让其口服盐酸异丙嗪（非那根），局部擦涂炉甘石洗剂。对发热、头痛患者给予解热镇痛药，如果患者头痛剧烈，应及时送往医院就诊。

➕▶ 小儿痱子

痱子是夏季或炎热环境下常见的浅表性、炎症性皮肤病，是由汗孔阻塞引起的，多发生在颈、胸、背、肘窝等部位，儿童可发生在头部、前额等处。

急救方法

1.带孩子到阴凉的房间里坐下，脱掉其衣服，用温水由上而下擦拭其身体。

2.用柔软的浴巾擦拭到半干时，涂上炉甘石药膏，或遵医嘱。

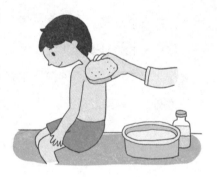

ⓘ 注意事项

1.保持皮肤清洁。预防痱子要讲究卫生，勤用温水洗澡，保持皮肤清洁干燥，洗澡后可涂抹爽身粉。

2.合理选择衣物。建议给孩子穿宽松、吸水和通风好的棉麻制品，少穿化纤衣物，及时更换汗湿的衣服，保持皮肤清洁。

✚ 小儿哮喘

哮喘是一种严重影响小儿身心健康的呼吸道疾病。主要表现有：呼吸困难，常伴有咳嗽；呼气时发出哮鸣音；出现不适及焦虑；呼吸困难，易疲乏；面部及口周围青紫。

急救方法

1. 确保房间通风、没有烟雾，帮助孩子放松，让其坐下，双手搭在桌子上，或者让惊恐的孩子坐在你的大腿上，以安慰孩子。

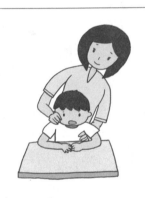

2. 可紧急进行雾化吸入治疗，以充分扩张患儿的气道，利用气管扩张剂的作用来缓解气道痉挛。若患儿的喘息症状得到缓解，可继续观察30 ~ 40分钟，根据具体情况判断是再次进行雾化治疗还是到医院就诊。

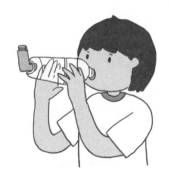

! 注意事项

1. 如果孩子平时使用吸入药物治疗，发作时就要使用它。

2. 如果孩子病情无缓解，应立即送到医院救治。

✚▶ 小儿哮吼

哮吼通常发生在夜间，发作前也许会出现先兆，但通常发作迅速，会出现呼吸困难，尤其是吸气困难，伴有短促的、吠叫式咳嗽，鼻腔发出鸡鸣音或吹哨声。严重时，孩子会用鼻腔、颈部及肩部的肌力帮助呼吸，皮肤略显青紫。

急救方法

1.帮助孩子坐在床上，用枕头垫在其背后和头部，并持续给予安慰。

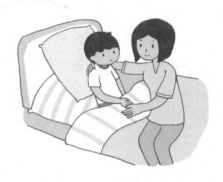

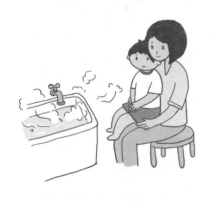

2.让空气中充满蒸汽。将热水龙头打开，或在房间里烧一壶开水。

ⓘ 注意事项

1.经常喂孩子一些温水。

2.若病情严重或时间较长，要及时送孩子就医。

3.家长要保持镇静，否则会惊吓到孩子，加重病情。

➕▶ 小儿呃逆（打嗝）

呃逆俗称打嗝，是由膈肌和肋间肌等辅助呼吸肌突发痉挛性收缩引起，发作时声门突然关闭，空气迅速流入气管内，发出特异性声音。频繁或持续24小时以上的呃逆，被称为难治性呃逆，多发生于某些疾病。

急救方法

1.让患儿坐直，屏住呼吸，时间尽可能长一些。反复憋气，直到停止打嗝。

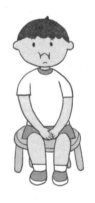

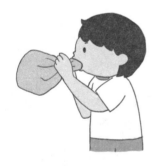

2.用一个纸袋罩在患儿嘴上，让患儿反复呼吸其呼出的空气，吸进、呼出持续1分钟，或直到停止打嗝。

⚠ 注意事项

1.稍大的儿童可通过喝水来止住打嗝。

2.如果打嗝持续数小时未得到缓解，就要去医院了，因为长时间的发作，会引起焦虑、疲劳、疼痛等症状。

急性结膜炎（红眼病）

急性结膜炎主要是由细菌或病毒感染引起的结膜组织急性炎症，俗称"红眼病"或"火眼病"，发病较急，易相互传染，多发于春、秋季节。

急救方法

1. 发病早期可用冷敷治疗法，以减轻眼部不适症状，并及时送医院诊治。

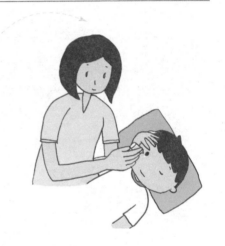

2. 在医生的指导下，根据病情选择有效的眼药水进行频繁滴眼，睡觉前涂抗生素眼药膏。

! 注意事项

1. 在家庭生活中，一旦发现有人患急性结膜炎，务必做好消毒隔离，防止交叉感染。

2. 患儿使用过的毛巾、手帕和脸盆要煮沸消毒，晒干后再用。

3. 教育孩子注意个人卫生，不用脏手揉眼睛，勤剪指甲，勤洗手。

4. 家长要注意，急性结膜炎若治疗不彻底可变成慢性结膜炎。

⊕ 老人跌倒

老年人跌倒，年龄越大，死亡率就越高。跌倒除了可能会导致老年人死亡外，还有可能导致老年人残疾，并且可能给老年人带来恐惧心理，降低其活动能力。

病情判断

1.有些疾病可能会导致老人突然跌倒。当心脏病、高血压病、低血糖等疾病发作时，老人可能会出现晕厥倒地，同时还有可能发生各部位的跌伤。

2.一些非疾病的原因也可能会导致老人跌倒。例如，老人走路时可能会被绊倒、撞倒，因紧张、惊吓而诱发急病，从而导致老人跌倒。

急救方法

1.不要轻易移动跌倒的老人。可轻拍老人双肩，分别在双侧耳畔大声呼喊，如老人无任何反应，应该用5～10秒时间观察其胸部是否有起伏，以判断其呼吸是否正常。

2.如果老人意识丧失却有呼吸，应将其摆放成稳定侧卧位，检查其口腔中是否有呕吐物，若有就用手指将其口腔清理干净，同时拨打120急救电话。

3.如果老人意识丧失，呼吸也停止或呈叹气样呼吸，应立即做心肺复苏，并叫人拨打120急救电话。

4.如果老人意识清醒，应询问其跌倒的情况，有无头晕、心慌、胸痛等症状。检查其有无局部外伤，及时采取相应的止血、包扎、固定等措施。若伤势较严重，请及时拨打120急救电话。

附 录

(学习)(急救)(守护)(生命)

应急避险
小知识

　　突发事故及灾难，一般指突然发生、已经造成或者可能造成严重社会危害的事件，比如交通事故、汽车陷入泥泞、大楼火灾、地震等。掌握相应的应急避险常识，在关键时刻采取恰当的应急处置措施，能帮助你和家人获得更多的求生机会。

家庭失火

随着家庭电器数量和用电量增加，家庭失火的风险也日益凸显。一旦发生火灾，许多家庭由于缺乏必要的应急准备和自救知识，往往会陷入慌乱，最终可能导致重大生命与财产损失。

常见家庭失火的简单应对措施

家用电器着火：先立即切断电源（可直接拉电闸，以免发生触电），再用湿棉被或湿衣物将火压灭。老式电视机起火时，要从侧面靠近电视机，以防显像管爆炸伤人。

炒菜时油锅起火：迅速盖上锅盖即可灭火。如果没有锅盖，可将切好的蔬菜倒入锅内灭火。切忌用水浇，以防燃着的油溅出来，引燃厨房中其他可燃物。

液化气罐着火：可用浸湿的被褥、衣物等捂住火焰，还可将干粉或苏打粉用力撒向火焰根部，在火熄灭的同时关闭阀门。

衣服着火：应立即用大衣或毛毯裹在身上并躺倒滚动几圈，以扑灭火苗。不要挥舞手臂或跑动，这样会助燃。

家庭重大火灾的应急避险

1.感觉门的温度，如果门是凉的，就从此房间离开。

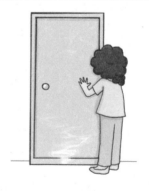

2.如果门是热的，不要打开它，用浸湿的毯子堵住门缝，以防浓烟进入房间。

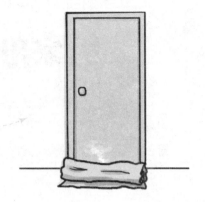

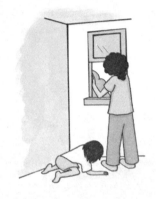

3.让孩子待在低处，因为低处的空气污染度较低。同时打开窗户，呼叫救助。

4.如果不得不从窗户逃生，先用绳子将孩子从窗户吊下去，让其落在地上。当轮到你自己时，将绳子绑在窗沿上，再顺着绳子着地。

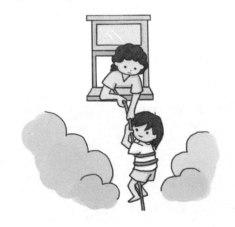

⚠ 注意事项

1.家庭应备好火灾逃生"四件宝"——家用灭火器、应急逃生绳、简易防烟面具、手电筒，并将它们放在随手可取的位置。

2.若家中有婴儿，应抱起孩子逃生。

3.如果火灾险情没有解除，千万不要回到房间里去拿贵重物品。

家用燃气泄漏

一般家庭用的气体燃料主要有煤气、液化气、天然气三种。燃气泄漏是指燃气从管道或钢瓶中意外泄漏进空气中，此时有可能引发中毒、火灾或爆炸，需要立即采取急救措施，以免生命及财产受到损失。

燃气的种类及危险性

1.煤气。其成分以一氧化碳为主，含有一定比例的氢气，容易造成一氧化碳中毒。

2.液化气。全称为液化石油气，一般放入气罐或钢瓶中运输。其密度大于空气，因此泄漏后容易积存在低处，且易形成爆炸混合物，爆炸事故率较高。

3.天然气。其主要成分是甲烷，比重小，泄漏时容易发散，遇明火可引起爆炸。

应急避险方法

1.当闻到强烈的燃气异味时，应迅速关闭燃气总阀门，不要试图寻找泄漏源。

2.切勿点火，要迅速熄灭一切火种。严禁开、关电器用具，包括电灯、换气扇、门铃等。

3.立即打开门窗通风。

4.待现场所有人员转移到没有燃气异味的安全场所后，给燃气公司服务部门打电话报修，等修理妥当、气味散尽后，再回到屋内。

汽车轮胎爆裂

轮胎爆裂是汽车在夏季频发事故之一，原因包括轮胎老化、轮胎气压过高或过低、被铁钉等尖锐物刺扎等。与家人开车出去游玩时若遇上轮胎爆裂，不要慌张，要采取应急措施来保障自己及家人的安全。

应急避险方法

1. 行驶中的汽车轮胎爆裂时，不要惊慌，更不能猛踩刹车，要紧紧握住方向盘，保持车辆的直线行驶。

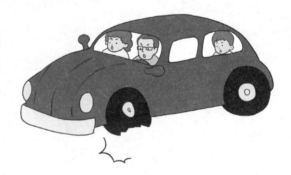

2. 轻点刹车，让车辆减速，然后控制车辆慢慢向道路右侧停靠，同时打开双闪灯。

！ 注意事项

定期对轮胎进行维护保养，保持轮胎的气压在标准范围内，杜绝轮胎低气压行驶和超速行驶。

台风

台风是一种强烈的热带气旋。要注意看天气预报，提前做好应对准备。

应急避险方法

1.台风到来前勿外出，要关好门窗，安置好院子里悬挂、易倒的东西，检查电路、炉火、煤气等设施是否安全。

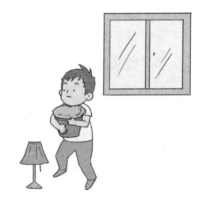

2.住在低洼地区和危房中的人员要及时转移到安全住所。遇到危险时，请拨打当地政府的防灾电话求救。

⚠ 注意事项

1.沿海乡镇在台风来临前，要加固各类危旧住房、厂房、工棚、临时建筑、在建工程、市政公用设施、吊机、施工电梯、脚手架、电线杆、树木、广告牌、铁塔等，千万不要在以上地方躲风避雨。

2.台风来临时，千万不要在河边、湖边、海边的路堤行走，不要在强风影响区域开车。

水灾

一个地区短期内连降暴雨，河水猛涨漫过堤坝，淹没农田、村庄，冲毁道路、桥梁、房屋等，这就是水灾。

应急避险方法

1.受到洪水威胁时，如果时间充裕，应按照预定路线，有组织地向高地转移。在已经受到洪水包围的情况下，要尽可能利用船只、木排、门板、木板等物，做水上转移。

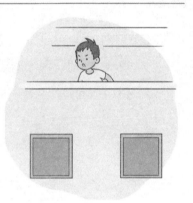

2.当洪水来得太快，已经来不及转移时，要立即爬上屋顶、楼房高层、大树、高墙，做暂时避险，等待救援。

! 注意事项

1.发现高压线铁塔倾倒、电线低垂或断折，一定要远离。

2.洪水过后，要服用预防流行病的药品，避免发生传染病。

雷击

突降暴雨，闪电和雷声随之而至。此时如果家长和孩子正好在户外，家长一定要万分注意，及时带领孩子避开容易被雷击中的地方。

应急避险方法

1.雷雨天气，身在户外，要迅速除去自己及孩子身上的金属物件。

2.人多时尽量分散跑向低地，离开高处或密叶林，远离电线杆。

3.附近有小屋可进屋躲避，但不能靠墙。

4.在河流、湖泊或大海中游泳时，要立即上岸。

急救方法

1.遭雷击后，如果患者的呼吸停止或呼吸微弱，要立即做口对口人工呼吸，直至恢复自主呼吸。

2.如果患者的呼吸、心跳均停止，要同时做人工呼吸和心脏按压，直至呼吸、心跳恢复方可停止。

3.待患者恢复呼吸和心跳后，应进行全身检查。如果体表有创伤，要进行止血和包扎。

冰雹

无论在野外还是城市中，突降冰雹都比较常见。虽然冰雹不一定立即形成较大的灾害，但也应注意保护好人身安全。

应急避险方法

1.突然遇到下冰雹时，一定要保持镇定，迅速寻找遮挡物。可躲进室内、屋檐下、大树下等。

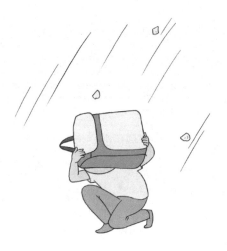

2.如果附近什么也没有，应采取户外安全避险姿势：半蹲在地，双手抱头，全力保护头部、胸部与腹部。如果随身携带有包、文件夹等物品，可以临时放在头顶，使危害降到最低。

! 注意事项

1.要关注天气预报，如果可能下冰雹，尽量不要外出。

2.躲避时要远离照明线路、高压电线和变压器，以防触电。

拥挤踩踏

在空间有限而人群相对集中的场所，如体育场馆、学校、商场、影院、狭窄的街道、楼梯等地方，如果有突发情况，容易发生踩踏事件。

应急避险方法

1. 任何情况下，都要听从救援人员的指挥，有序疏散。如果已处于混乱拥挤的人群中，要双脚站稳，一只手搂住孩子，另一只手抓住身边的牢固物体（栏杆或柱子），且远离店铺和柜台的玻璃。

2. 一旦被人挤倒在地，要设法靠近墙壁并面向墙壁。无法靠墙时，应尽可能让身体蜷成球状，双手在颈后紧扣，保护好头、颈、胸、腹部，同时张大嘴巴呼吸。

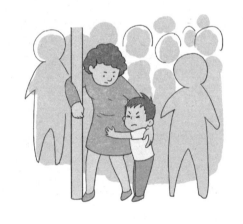

① 注意事项

原地不动并非适合所有情况。当现场救护人员指挥大家疏散，或没有可以抓附的物体时，可随人群慢慢前进，千万不要逆人流前进。